Evaluation and Treatment of Traumatic Dental Injury

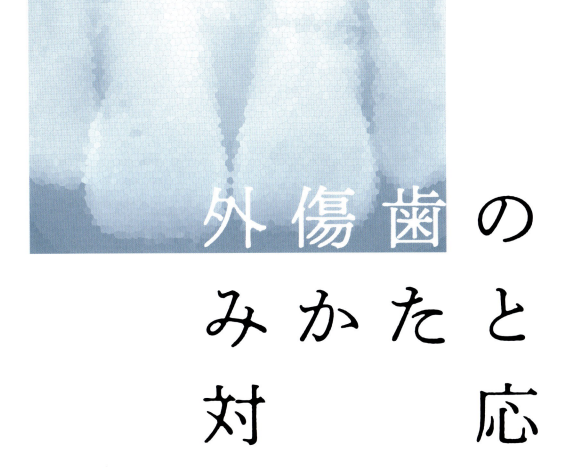

外傷歯の
みかたと
対応

監修 北村和夫　編集 楊 秀慶

医歯薬出版株式会社

■監　修

北村　和夫：日本歯科大学附属病院総合診療科教授
　　　　　　日本歯科大学附属病院研修部長

■編　集

楊　秀慶：日本歯科大学附属病院小児歯科講師

■執筆者一覧（敬称略，執筆順）

齊藤　正人：北海道医療大学歯学部口腔構造・機能発育学系小児歯科学分野教授
楊　　秀慶：日本歯科大学附属病院小児歯科講師
北村　和夫：日本歯科大学附属病院総合診療科教授
　　　　　　日本歯科大学附属病院研修部長
月星　太介：（医）月星歯科クリニック
松﨑　祐樹：モンキッズデンタル，日本歯科大学附属病院小児歯科非常勤講師
菅原　佳広：日本歯科大学准教授，新潟病院総合診療科医長
辻本　恭久：日本大学松戸歯学部先端歯科治療学講座教授
田中　聖至：日本歯科大学新潟生命歯学部小児歯科学講座准教授
髙見澤哲矢：医療法人 CFT クリニック F&T 理事長
五十嵐　勝：日本歯科大学生命歯学部歯科保存学講座教授
浅里　　仁：神奈川歯科大学大学院歯学研究科口腔統合医療学講座小児歯科学分野講師
村松　健司：日本歯科大学附属病院小児歯科講師
林　　陽佳：日本歯科大学附属病院小児歯科非常勤医員
白瀬　敏臣：日本歯科大学附属病院小児歯科准教授
野本たかと：日本大学松戸歯学部障害者歯科学講座教授
梅澤　幸司：日本大学松戸歯学部障害者歯科学講座講師
五味　治徳：日本歯科大学生命歯学部歯科補綴学第2講座教授
丸山進一郎：アリスバンビーニ小児歯科理事長
　　　　　　日本学校歯科医会 前会長
関本　恒夫：日本歯科大学新潟生命歯学部小児歯科学講座教授
苅部　洋行：日本歯科大学生命歯学部小児歯科学講座教授

This book was originally published in Japanese
under the title of：

GAISHOSHI-NO MIKATA-TO TAIO

(Evaluation and Treatment of Traumatic Dental Injury)

Supervising Editor：
KITAMURA, Kazuo
　　Professor, Nippon Dental University Hospital

© 2018 1st ed.

ISHIYAKU PUBLISHERS, INC.
　7-10, Honkomagome 1 chome, Bunkyo-ku,
　Tokyo 113-8612, Japan

序文

　歯の外傷は患者さんにとって，外傷歯のみならず咬合や審美，心理面にも大きな影響を与えます．また，歯の外傷は歯科医師にとって，緊急かつ適切に対応する必要があることは言うまでもありません．

　近年，インターネットの普及により，患者さんの持つ歯の外傷に関する情報量も以前と比べものにならないほど豊富になっています．歯の外傷は子供に多く，親御さんはお子さんの歯の保存を強く希望されます．特に脱落歯や歯の破折片，露髄した歯髄の保存の要望が強く，そうした時代のニーズに応えることが我々歯科医師の使命と考えます．

　そこで，臨床で遭遇する歯の破折から脱臼まで，歯の外傷にスポットをあてて，いざという時に役立つ外傷歯の症例を詳細に分類し，その術式のコツと勘どころをわかりやすく解説した本を作りたいと考えました．読者の先生方の臨床に明日からでも生かせるように，日本外傷歯学会が2012年に改定した『外傷歯治療のガイドライン』と米国歯内療法学会2013年に発行した『外傷歯治療のガイドライン』の内容を踏まえつつ，本書『外傷歯のみかたと対応』を企画いたしました．

　歯科の二大疾患であるう蝕と歯周病が感染症であるのに対し，外傷歯は基本的に感染症ではないため，迅速な処置を心がけ，感染させないことが肝要です．また，露髄した歯髄も歯髄内圧に守られ，感染が広がるのを防いでいます．そのため，露髄面の大きさにとらわれず，可及的に歯髄の保存を試みるべきです．近年，直接覆髄剤として，生体親和性に優れたMTA（Mineral Trioxide Aggregate）が普及し，歯髄の保存の可能性が高まっているのも朗報です．

　外傷歯は，永久歯と乳歯でみかたや対応が異なることが多いため，本書では項目を永久歯と乳歯に分けて整理いたしました．永久歯の脱落歯においては，以前，口腔外で抜髄してから強固な固定が行われていました．しかし，近年，そのまま口腔内に再植し，生理的に1週間から10日程度固定してから感染根管治療を開始するのが一般的となりました．

　また，以前，失活した根未完成歯にはアペキシフィケーションが行われていましたが，現在では，再生歯内療法（リバスクラリゼーション）が行われるようになったことが注目されています．本書では，リバスクラリゼーションについても症例を提示して，米国歯内療法学会がガイドラインで示している術式を詳細に解説しています．今後の臨床に応用していただければ幸いです．

　臨床で遭遇する歯の外傷について，多くの症例を経験しておられる第一線の先生方にご執筆いただき，歯科医学教育の現状と外傷歯の疫学的状況を踏まえ，外傷歯の予防も含んだ内容に仕上がっております．本書を一般開業医の外傷歯に対する最新のガイドとしてご一読いただくことで，読者の先生方が行う外傷歯の治療のスキルアップに繋がれば幸いです．

2018年11月吉日

北村和夫

目 次

■ 巻頭フローチャート　歯科医院受診前の歯の外傷への対応 ……………… 楊　秀慶　10

I 歯の外傷の概要と診査診断

1 外傷の種類別対応フローチャートと診査スケジュール ………… 齊藤正人　16
- ❶ 破　折 …………………………………………………………………………… 16
  - 1. 歯冠破折／16　 2. 歯根破折／18　 3. 歯冠歯根破折／18
- ❷ 脱　臼 …………………………………………………………………………… 18
  - 1. 震盪・亜脱臼・側方脱臼／19　 2. 陥入（埋入）／20　 3. 挺出／20　 4. 完全脱臼（脱落）／20

2 歯の外傷の基本的な考え方 ……………………………………… 楊　秀慶　21
- ❶ 歯の外傷が主訴で来院したら心がけること …………………………………… 21
  - 1. 術者が落ち着く／21　 2. 保護者，患児を落ち着かせる／22　 3. 現病歴，現症を的確に把握する／22　 4. EBMをもとに的確に処置し経過を追う／23

3 外傷歯に行うべき診査 ……………………………………………… 北村和夫　24
- ❶ 医療面接 ………………………………………………………………………… 24
- ❷ 視　診 …………………………………………………………………………… 24
- ❸ 触　診 …………………………………………………………………………… 25
- ❹ 打　診 …………………………………………………………………………… 25
- ❺ 動揺度検査 ……………………………………………………………………… 26
- ❻ 歯髄電気診 ……………………………………………………………………… 26
- ❼ 温度診・化学診 ………………………………………………………………… 27
- ❽ エックス線検査・画像検査 …………………………………………………… 28
- ❾ 透照診 …………………………………………………………………………… 28
- ❿ 楔応力検査 ……………………………………………………………………… 29
- ⓫ 咬合検査 ………………………………………………………………………… 30
- ⓬ まとめ …………………………………………………………………………… 30

4 全身状態に配慮した診査法 ………………………………………… 齊藤正人　31
- ❶ 歯の外傷の診査法とポイント …………………………………………………… 31
  - 1. 医療面接／31　 2. 視診／32　 3. 打診／32　 4. 動揺度／32　 5. 変色／33

5 歯の外傷を診査するためのエックス線撮影法 …………… 楊　秀慶　35

❶ 規格化された器具を使用する …………………………………………………… 35
　1. 受傷歯を基準にしない／35　　2. 器具の変形や咬合位置に注意する／36

❷ フィルムの位置と照射角度を規格化する ……………………………………… 36

6 外傷歯に対する歯科用コーンビームCT（CBCT）の利点 …… 月星太介　38

❶ 外傷歯の診査に用いられるおもな歯科用エックス線写真の種類 …………… 38
❷ エックス線撮影による被曝 ……………………………………………………… 39
❸ CBCTによる診査診断が有効な外傷歯の種類 ………………………………… 39
　1. 歯根破折，歯冠歯根破折／39　　2. 側方性脱臼／40　　3. 挺出性脱臼／41
　4. 陥入／44

❹ その他の外傷におけるCBCTの利用 …………………………………………… 46
　1. 顎骨骨折／46

❺ 外傷予後におけるCBCTの利用 ………………………………………………… 46
❻ まとめ …………………………………………………………………………… 46

II 外傷歯の治療

1 歯の外傷時の固定法 …………………………………………… 楊　秀慶　48

❶ 強固な固定（rigid splint）……………………………………………………… 48
❷ 生理的固定法（semi-rigid splint）……………………………………………… 48
　1. ONDU法の利点（他の生理的固定法との比較）／49　　2. 材料／49　　3. 固定の手順／50　　4. 固定除去の手技／51

❸ 矯正用ブラケットとワイヤーを使った生理的固定法についての注意点 …… 51

2 固定源が少ない外傷歯への固定法 ………………………… 松﨑祐樹　52

❶ 解　説 …………………………………………………………………………… 53
❷ 処置および経過 ………………………………………………………………… 53
　1. 止血シーネ（咬合干渉防止）の作製／53　　2. 再固定（ONDU法：Ohide-Nippon Dental University法・変法）／53

❸ 予　後 …………………………………………………………………………… 54
❹ まとめ …………………………………………………………………………… 55

3 歯の破折 …………………………………………………………………… 56

❶ 永久歯の歯冠破折 ……………………………………………………………… 56
　1. 単純性歯冠破折／菅原佳広　56　　2. 複雑性歯冠破折／辻本恭久　59

❷ 乳歯の歯冠破折 ………………………………………………… 田中聖至　65
　1. 乳歯の単純性歯冠破折／65　　2. 乳歯の複雑性歯冠破折／67

❸ 歯冠歯根破折 ……………………………………………………………… 北村和夫　69
　　1. 単純性歯冠歯根破折／69　　2. 複雑性歯冠歯根破折／72
❹ 永久歯の歯根破折 ………………………………………………………………………… 79
　　1. 水平性歯根破折／髙見澤哲矢　79　　2. 垂直性歯根破折／五十嵐　勝　81
❺ 乳歯の歯根破折 …………………………………………………………… 浅里　仁　87
　　1. 乳歯の水平性歯根破折／87　　2. 乳歯の垂直性歯根破折／89

4　歯の脱臼　92

❶ 歯の震盪・亜脱臼 ………………………………………………………… 村松健司　92
　　1. 震　盪／92　　2. 亜脱臼／93　　3. 乳歯外傷後の変色／95
❷ 歯の陥入（埋入） ………………………………………………………… 楊　秀慶　96
　　1. 永久歯の陥入／96　　2. 乳歯の陥入／100
❸ 歯の挺出 …………………………………………………………………… 楊　秀慶　104
　　1. 歯の挺出／104
❹ 歯の側方脱臼（転位） …………………………………………………………………… 106
　　1. 永久歯の側方脱臼（転位）／楊　秀慶，林　陽佳　106　　2. 乳歯の側方脱臼（転位）
　　／楊　秀慶　110　　3. 側方脱臼の整復法／楊　秀慶　114
❺ 歯の完全脱臼 ……………………………………………………………… 白瀬敏臣　117
　　1. 永久歯の完全脱臼／117　　2. 乳歯の完全脱臼／121

5　外傷時対応に苦慮した症例　楊　秀慶　125

❶ 再植歯に炎症性吸収が起こった場合 ……………………………………………………… 125
❷ 受傷部位が不明確な場合の対応 …………………………………………………………… 127

III　外傷歯のその他の治療法（抜歯や歯髄除去を行う前に）

1　脱落歯の再植にみる外傷歯治療の変遷 …………………………… 北村和夫　130

❶ 以前の脱落永久歯の再植 …………………………………………………………………… 130
❷ 現在の脱落永久歯の再植 …………………………………………………………………… 130
❸ 脱落永久歯再植時に起こる歯根吸収 ……………………………………………………… 131
❹ まとめ ………………………………………………………………………………………… 134

2　抜髄された複雑性歯冠破折歯への対応 …………………………… 北村和夫　135

❶ 複雑性歯冠破折 ……………………………………………………………………………… 135
　　1. 治療／135　　2. 症例／136　　3. 考察とまとめ／138

3　外傷を受けた幼若永久歯の歯内療法 ……………………………… 松﨑祐樹　140

❶ 幼若永久歯とは？ …………………………………………………………………………… 140

❷ 幼若永久歯の形態の特徴 …………………………………………………………………… 140
❸ 幼若永久歯の治療方法 ……………………………………………………………………… 141
　　1．アペキシフィケーション／141　　2．アペキソゲネーシス／142　　3．再生歯内療法（リバスクラリゼーション）／142
❹ 今後の幼若永久歯の治療方針 ……………………………………………………………… 143

IV　外傷歯の病理学，治癒

1　歯根膜再生と完全脱臼歯の治癒を考える …………………………………… 146
❶ はじめに ………………………………………………………………………… 楊　秀慶　146
❷ 歯根膜の再生はどれくらいで起こる？ ……………………………………… 楊　秀慶　146
　　1．歯根膜は1週間以内で再生する／147　　2．完全脱臼による再植歯は再植直後より再植後5週間以降の経過観察が重要である／148　　3．歯根未完成歯の根尖閉鎖（アペキシフィケーション）は，疎で網目状の閉鎖をする／149　　4．水酸化カルシウムは経過を追うと歯髄腔全体に拡散する／149
❸ 根管治療はいつ行うべきか？ ………………………………………………… 村松健司　151
　　1．はじめに／151　　2．完全脱臼による再植歯は再植直後より再植後5週間以降の経過観察が重要である／151　　3．根管治療は再植後5週目以降に行っても治癒傾向を示す／152
❹ 歯根膜の損傷度は治癒にどのように影響するのか？ ……………………… 白瀬敏臣　153
　　1．はじめに／153　　2．歯根膜の損傷度が小さければ，歯としての機能を回復する可能性が高い／153　　3．歯根膜の損傷度が大きければ炎症性歯根吸収やアンキローシスにより予後不良となりやすい／154

V　障害児者の歯の外傷への対応，提言，注意点

1　症例でみる障害児者の外傷1 ………………………………………………… 野本たかと　158
❶ 摂食時のスプーン噛みによって破折した症例 ……………………………………………… 158
　　1．ポイント／158　　2．経過／158　　3．まとめ／159
❷ タオル噛みによって歯根破折した症例 ……………………………………………………… 159
　　1．ポイント／160　　2．経過／160　　3．まとめ／160

2　症例でみる障害児者の外傷2 ………………………………………………… 梅澤幸司　161
❶ てんかん発作による転倒──17歳の重度知的障害の男性 ………………………………… 161
　　1．ポイント／161　　2．初期対応／161　　3．経過観察後の処置／162　　4．予後／162
❷ 施設における入所者間トラブルによる転倒──27歳のDown症候群の男性 …………… 163

　　　　1. ポイント／163　　2. 初期対応／163　　3. 経過観察後の処置／163　　4. 予後／163
　❸ 筆者の経験した症例 ……………………………………………………………………… 164
　　　　1. 臼歯の外傷／164　　2. 椅子からの転倒／164　　3. 自傷／164　　4. 他害による転倒／165　　5. 車椅子の転倒／165　　6. 偶発症／165

VI 外傷歯の予防と対応

1 スポーツマウスガードの作製法と注意点　　　　五味治徳　168
❶ マウスガードの目的 …………………………………………………………………… 168
❷ マウスガードの種類 …………………………………………………………………… 168
❸ マウスガードの基本デザイン ………………………………………………………… 169
　　　1. マウスガードの辺縁外形線の設定域／169　　2. マウスガードの咬合面観／170
　　　3. マウスガードの厚み／170
❹ マウスガードのメインテナンス ……………………………………………………… 171

2 学校歯科医としての対応と注意点　　　　丸山進一郎　172
❶ はじめに ………………………………………………………………………………… 172
❷ 学校における安全教育 ………………………………………………………………… 172
❸ 受傷後の対応 …………………………………………………………………………… 173
❹ 学校歯科医の対応における注意点 …………………………………………………… 174
　　　1. 備品，記録／174　　2. 歯科医療機関を受診する場合／174　　3. 歯科診療所での対応／174　　4. 医療者として／175　　5. 最後に／175

VII 歯の外傷の教育と現状

1 歯学教育カリキュラムにおける「歯の外傷」　　　　関本恒夫　178

2 歯の外傷の頻度と予後　　　　苅部洋行　180
❶ 歯の外傷の頻度 ………………………………………………………………………… 180
　　　1. 受傷年齢分布／180　　2. 性差／181　　3. 好発部位／182　　4. 受傷原因／182
　　　5. 受傷場所／184　　6. 受傷様式／184　　7. 歯の受傷に関連する因子／184
❷ 歯の外傷の予後 ………………………………………………………………………… 184

■ 文　献 …………………………………………………………………………………… 186
■ 索　引 …………………………………………………………………………………… 191

■フローチャート
「歯科医院受診前の歯の外傷への対応」

＊以下，破折と脱臼について歯科医師向けのチャート（p.10, 11），院内掲示用のチャート（患者説明用）（p.12, 13）を掲載しました（楊秀慶 作成）．

＊院内掲示用のチャート（患者説明用）（p.12, 13）については，下記のダウンロードページにアクセスしてパスワードを入力するとPDFをダウンロードすることができます．

ダウンロードページ：https://www.ishiyaku.co.jp/ebooks/445400/
認証パスワード：gmt445400

フローチャート

歯科医院受診前の歯の外傷への対応

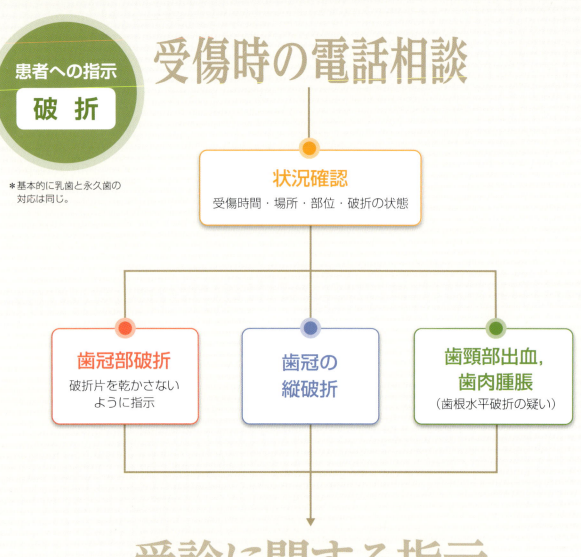

破折，脱臼とも外傷後5週目までは1～2週間ごとに受診を指示
その後は，受傷2～3年程度定期的に受診することを指示

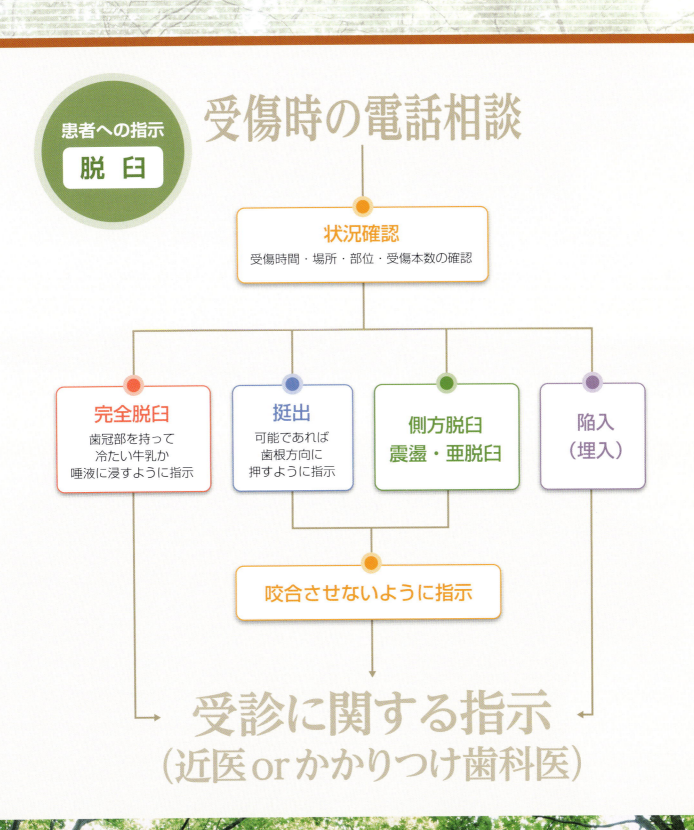

フローチャート 歯科医院受診前の歯の外傷への対応

院内掲示用

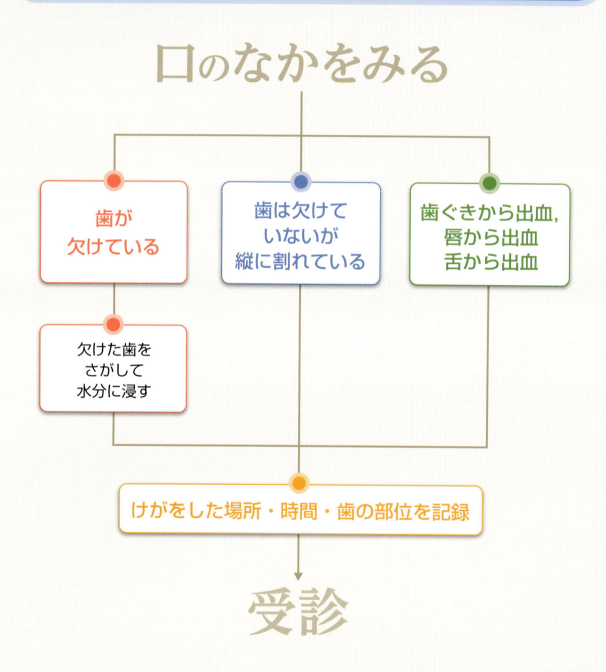

けがをしたあとは5週目までは1〜2週間ごとに受診し，その後も，受傷2〜3年程度定期的に受診します

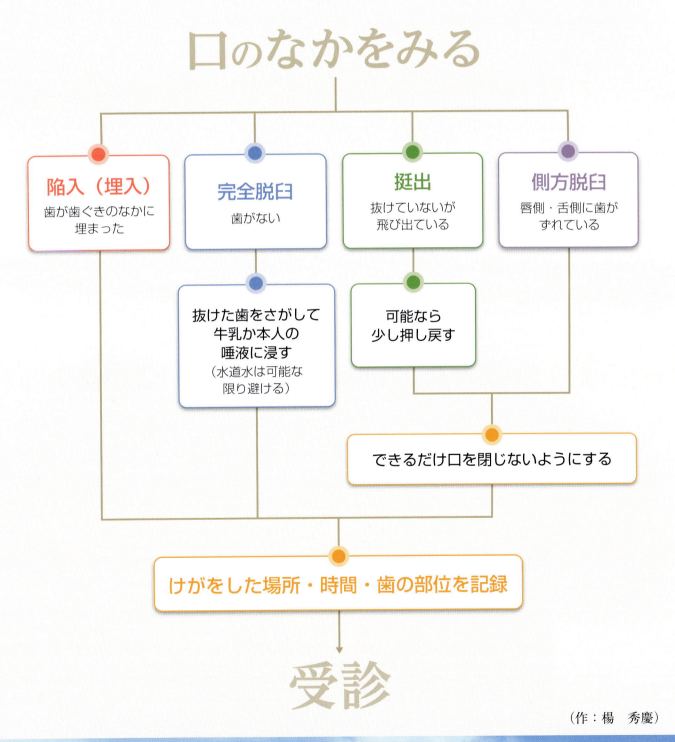

I

歯の外傷の概要と診査診断

I 歯の外傷の概要と診査診断

1 外傷の種類別対応フローチャートと診査スケジュール

　歯の外傷は，乳歯では脱臼が多く，永久歯では破折の頻度が高い．これは，歯槽骨およびセメント質の石灰化度や，歯根膜の分化程度により歯周組織のクッション性が異なることによる．歯の破折の部位や程度，脱臼の程度を適切に診断することが治療の成功を大きく左右する．

　外傷の診査は，問診により受傷状況を的確に確認する必要がある．受傷した場所が室内，もしくは室外により，その後の投薬を含めた治療法や予後に大きな影響を与える．同じ受傷者が外傷を何度も繰り返すことがあるため，患歯の既往歴の聴取も重要である．受傷した部位により，歯のみならず顎骨骨体骨折，関節突起介達骨折の可能性があるので，パノラマエックス線撮影やコンビームCTによる検査を考慮する．外傷歯に対して，可能な限り保存的な処置を行うことが求められていることを念頭におくべきである．

1 破　折（図1）

　歯の破折は，①歯冠破折，②歯根破折，③歯冠歯根破折に分けられる．

1. 歯冠破折

❶ 露髄を認めない歯冠破折（単純性歯冠破折）

　歯の外傷は，好発部位が上顎前歯（被蓋が反対の場合は下顎前歯となる）に集中するため，前歯を対象として記載する．

　破折がエナメル質に限局する場合は，接着性レジンにより破折片を接着させる．破折片の紛失や，破折片が受傷歯に適合しない場合は，コンポジットレジンにより修復処置を行う．象牙質におよぶ歯の破折は，デンタルエックス線撮影にて髄室との距離を確認し，必要に応じて間接覆髄も考慮して，コンポジットレジンによる修復処置を行う．受傷歯の経過は，受傷後3か月間は1か月ごとにデンタルエックス線撮影による経過観察を行う．その後，3か月ごとに経過を確認して，最低1年は継続する．経過観察中に歯髄の感染が疑われた場合は，すみやかに根管治療に移行する．

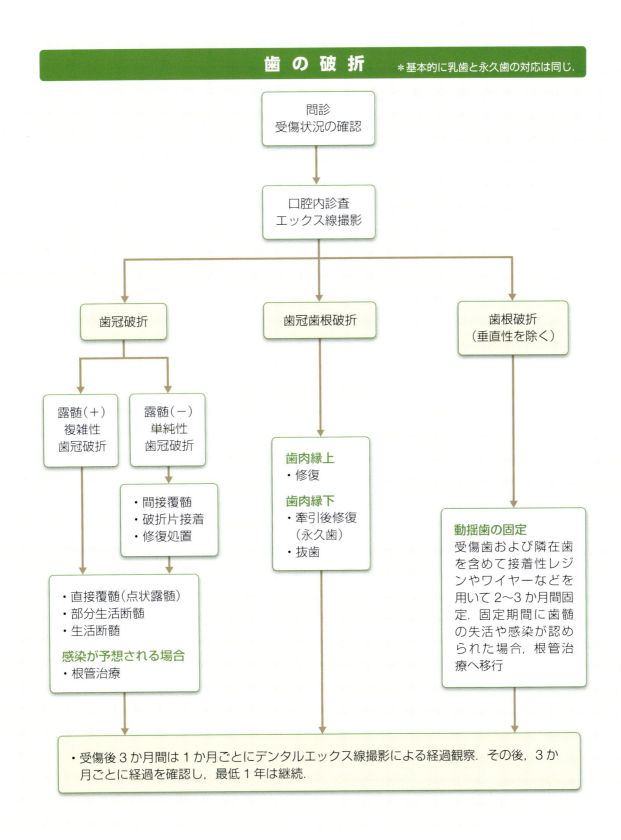

図1 歯の破折のフローチャート

❷ 露髄を認める歯冠破折（複雑性歯冠破折）

露髄の大きさおよび受傷後の時間経過により処置内容を判断する．点状露髄（直径2 mm以内）の場合は直接覆髄，点状よりも大きい露髄は，部分生活断髄ないし生活断髄を選択する．その後，コンポジットレジン修復を行う．幼若永久歯（歯根未完成歯）の場合は，可能な限り神経を温存させ正常な歯根形成を促すこと（アペキソゲネーシス）が重要である．しかし，受傷後24時間以上経過し，髄腔開拡時の出血状態などから感染が疑われる場合は，抜髄処置や感染根管治療を行う．受傷歯の経過は，受傷後3か月間は1か月ごとに経過観察を行う．その後，3か月ごとに経過を確認して，根完成までの観察を継続する．

2. 歯根破折

歯根の破折は，デンタルエックス線およびパノラマエックス線撮影により検出されることが多い．破折が歯槽骨辺縁上などの場合は，エックス線画像が不明瞭となることもあるので，歯根破折を疑う場合は照射角度を変更し再度撮影することが望ましい．コーンビームCTによる検査も考慮する必要がある．歯根破折の部位により，歯の動揺度が変化する．歯冠側に近い完全破折の場合は，動揺範囲が大きく，根尖部付近の完全破折の場合は，動揺範囲が狭い．治療は，受傷歯および隣在歯を含めて接着性レジンとワイヤーやチェーンなどを用いて2,3か月固定する必要がある．固定期間に歯髄の失活や感染，さらに内部，外部吸収が認められた場合は，すみやかに根管治療へ移行する．内部吸収や外部吸収は進行が非常に速いので，デンタルエックス線撮影による経過観察は必須である．受傷後3か月間は1か月ごとに経過観察を行い，その後，3か月ごとに経過を確認して，最低1年は継続する．

3. 歯冠歯根破折

歯冠から歯根に至る破折では，修復の際，歯肉縁下の破折部位が防湿可能かどうかで予後が左右される．基本的に，歯肉を圧排し隔壁を設けて根管治療および歯冠修復を行うが，歯槽骨縁下まで破折が達していれば，歯の牽引を要することもある．受傷後3か月間は1か月ごとに経過観察を行い，その後，3か月ごとに経過を確認して，最低1年は継続する．

2 脱　臼（図2）

歯の脱臼は，①震盪・亜脱臼，②陥入（埋入），③挺出，④完全脱臼に分けられる．

1 外傷の種類別対応フローチャートと診査スケジュール

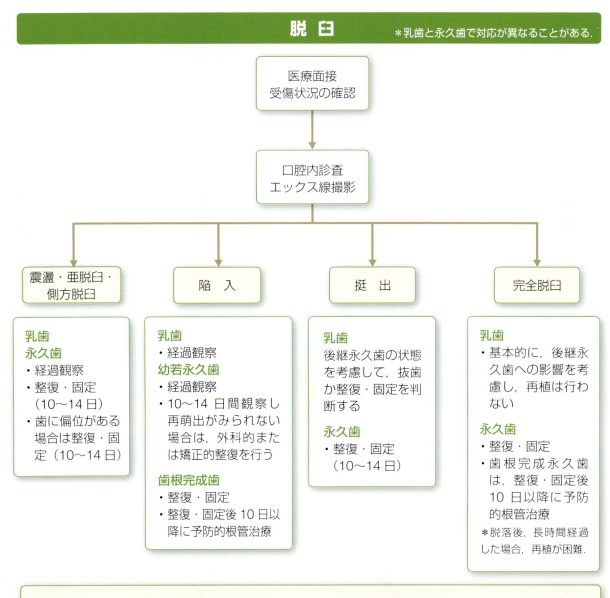

図2 脱臼のフローチャート

1. 震盪・亜脱臼・側方脱臼

　震盪は，歯の動揺が生理的な範囲で，歯頸部に出血がみられることがある．亜脱臼は，受傷歯の動揺を認める．両者とも打診痛や咬合痛を生じる．対応として，視診およびデンタルエックス線撮影にて，周囲組織への損傷程度を確認する．動揺の程度を確認し，生理的動揺範囲であれば経過観察を行い，生理的動揺範囲を超える場合は，10～14日間の固定

を行う．受傷後，歯髄内血管の断裂により歯冠の変色を認めることがあるが，感染が疑われなければ経過観察を続ける．特に乳歯の変色は改善することもあるので，経過観察が必要である．側方脱臼は近遠心側あるいは唇舌側へ歯が偏位した状態で，歯の整復および10～14日間の固定を行う．亜脱臼同様，経過観察にて歯の変色等に注視する．

2．陥入（埋入）

　陥入症例では，乳歯と永久歯により対応法が異なる．乳歯では，デンタルエックス線およびパノラマエックス線撮影により後継永久歯への影響の有無を確認する．後継永久歯の位置異常など，甚大な影響が認められず，陥入した歯の転位もない場合は，再萌出（自然挺出）を待つ．幼若永久歯（歯根未完成歯）の陥入では，転位がなければ再萌出（自然挺出）を期待し経過観察する．10～14日間観察しても再萌出がみられない場合は，外科的な整復・固定，または矯正的整復を考慮する．歯根が完成した永久歯の陥入では，整復して約6週間固定するが，その際に，整復固定後10日以降に予防的根管治療も行う．

3．挺　出

　挺出とは，受傷歯が歯冠方向に転位している状態をさす．挺出歯の対応法は，整復後，10～14日間固定を行い，受傷後3か月程度は1か月毎に経過観察する．永久歯では，ゆっくりと弱い力で整復する．特に歯根が完成した永久歯では，失活する可能性が高いことも説明し，抜髄について言及しておく．受傷後1年は経過観察する．

4．完全脱臼（脱落）

　完全脱臼は，歯が歯槽骨のソケットから完全に脱落した状態を指す．乳歯は後継永久歯への為害性を考慮し，再植せずに，いわゆる抜歯した状態に留めることが推奨されている．ただ，脱落した乳歯の状態がよく，汚染がない場合には再植を行い，よい結果が得られたという報告もしばしばみられる．永久歯では可能なかぎり再植を行う．歯の再植では歯根膜の状態が予後を左右する．脱落後の時間経過と，歯根膜の汚染および乾燥の有無がポイントとなる．脱落した歯は，一部の学校などでは用意されている「歯の保存液」や，比較的入手しやすい牛乳に浸漬し，乾燥を避けて歯科医院に来院してもらう．脱落した歯根完成歯は，整復固定後10日以降に予防的根管治療を施し，受傷後3か月間は1か月ごとにデンタルエックス線撮影による経過観察を行う．その後，3か月ごとに経過を確認して，1年経過後は徐々に間隔を空けて，最低3年間は経過観察する．

（齊藤正人）

2 歯の外傷の基本的な考え方

歯の外傷が主訴で来院する患者や保護者は，外傷時のショックや外傷によって起こった外観の変化をみて戸惑い，慌てていることが多い．

かかりつけ医として，受傷が乳歯であれば後継永久歯に対する影響を考慮した対応，永久歯であればできるだけ保存することを考えた対応を，冷静に患者や保護者が納得できる方法で行うことができれば，患者側の信頼度が増すチャンスとなる．

歯の外傷時の保護者の心配事で多いのは？
- ＊乳歯の場合 ➡ 永久歯に影響はないか？
- ＊永久歯の場合 ➡ いつまでもつか？ 歯髄をとったらどうなるか？

⬇

術者として重要なことは
親の要望を聞き入れつつ，適切な処置を施す．
良好な予後を得る．

➡ 患者側の満足度が高い治療を提供し，できれば感謝されたいというのが術者としての本音であり，双方が満足する結果を目指す．

1 歯の外傷が主訴で来院したら心がけること

歯科医師としては，歯の外傷が主訴で来院した場合，以下に注意を払って種々の歯の外傷に対応すべきである．

1. 術者が落ち着く

歯の外傷の予後は，初期の対応に大きく影響を受けることが多くの報告によって示唆されている．歯の外傷が主訴であれば患者の多くは突然来院するが，来院前に電話等で相談されることもある．歯科医師以外のスタッフでも，来院するまでの対処法を，歯の外傷の状態に合わせて冷静かつ的確に指示できるように教育することも必要となる．

また患者が来院したら，歯科医師やスタッフが，患者や保護者がどのような様子であるか，どのような処置をするべきかを落ち着いて冷静に判断することが重要である．的確に

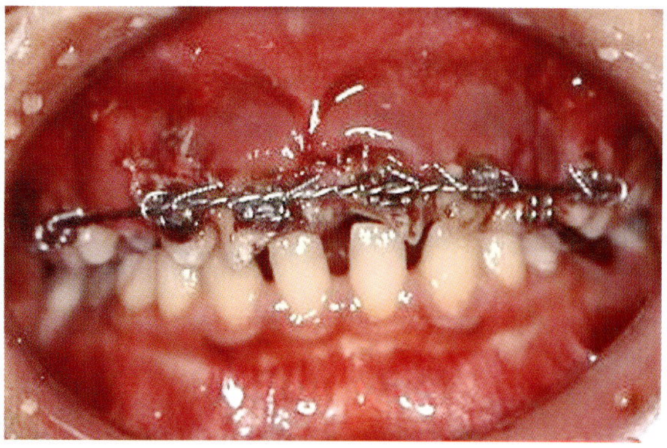

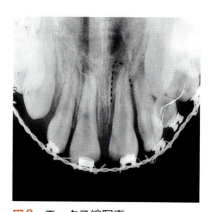

図1 初診時
1|1の陥入に対して整復固定されていたが，歯冠破折は放置されていた．

図2 エックス線写真
|1は歯槽窩（…）に適合しない位置に強固に固定されている．

判断するには，当然ながら症例に応じた対応法や予後に関する知識が必要である．

図1は，休暇中に衝突し，1|1が陥入，歯冠破折した例である．2時間ほどかかり整復と固定をしたとのことであったが，外傷後1週間たっても痛みが持続したため，近医から紹介され来院した．デンタルエックス線写真（図2）をみると，ほぼ歯根のない乳歯にもブラケットが装着され，外傷歯は歯槽窩の中心ではない不適切な位置に直径の太いワイヤーで強固に固定（固定法については別項参照）されていた．さらに歯の破折に対しては全く処置されていなかった．保護者は感謝していたが，満足は得られておらず，歯科医師の苦労は報われているとは思えない．もし落ち着いて対応できていたなら？ 適切な固定についての知識があったら？ と思われる．

2. 保護者，患児を落ち着かせる

乳歯列期の外傷は，1歳半から3歳までが多いため，保護者や付添者を落ち着かせ，必要な情報を的確に得ることが予後の良否に影響する．患児が低年齢の場合では，外傷による疼痛が治療への協力度を著しく低下させる要因となり得る．処置を行うことが決まれば，まず除痛し患児を落ち着かせることも処置の精度を高める一助になる．患児が落ち着くと，多くの保護者は落ち着く．受傷時の概要，局所麻酔の経験の有無を把握したら，すぐに局所麻酔を行うことも重要な処置である．

＊局所麻酔未経験の患者は，アナフィラキシーショックが惹起される可能性を低減するため，アドレナリンおよび防腐剤無添加のスキャンドネストカートリッジを使用するなどの配慮も必要となる．

3. 現病歴，現症を的確に把握する

保護者，患児が落ち着けば，局所麻酔が奏功するまでの時間等を利用して，より受傷の状況，受傷時間などの正確な情報を歯科医師が得ることができる．保護者・付添者に対し

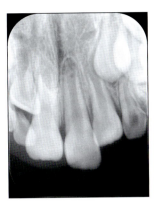 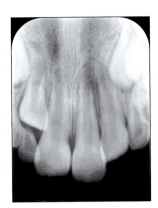 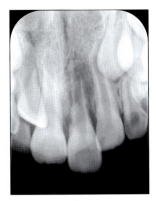

図3　初診時
[1は歯根未完成.

図4　1か月後

図5　5か月後
歯根周囲にはエックス線透過像がみられた．歯根は吸収が進み，形態も不整となっていた．

ても治療方針，予後に関する説明が行えるので，いくつかの治療法を提示することが可能となり，治療法を選択する機会を与えることができる．そのことも保護者との信頼関係を構築する第一歩になる．

4. EBMをもとに的確に治療し経過を追う

　近年の歯科関連の情報量の増加に伴い，進行中の治療に対するセカンドオピニオンを求めた来院者も増えている．患者の満足度が低いことが一因と考えられるため，EBMをもとに治療し受診時期等を指示する必要がある．

　一方，EBMとはデータを重視した診療と思われがちであるが，ガイドラインに従うだけが重要ではなく，患者の要望をできるだけ取り入れてこそ成り立つとされる．日本と他国では医療保険の制度も違うため，ガイドラインも実情に沿って変化するべきであるが，基本的な対処法を踏まえ，患者の要望（抜髄，抜歯のするしないなど）を可能な限り取り入れて治療する必要がある．

　また，初期対応を的確に行うとともに，適切に経過を追うことも重要な治療の一環である．異常を感じたら来院を指示するだけなく，一時的に臨床症状が治まっていても，歯科医師が症状に応じて来院間隔（p.16〜20参照）を明確に指示することが肝要である．

　症例（図3）は，根未完成歯が完全脱臼したため，近医にて再植され隣在歯とスーパーボンドで固定されていた．約1か月後，スーパーボンドが脱離した際に動揺が軽減していることから治癒傾向にあると判断し，異常があったら来院するように指示したとのことであった（図4）．受傷から約5か月後（図5），歯の動揺を主訴に再来院したためエックス線撮影したところ，歯根表面が不整な形態に吸収していることがわかり本科に処置を依頼された．どのように対応すれば異常な歯根吸収は防げたのであろうか？

　もし適切な間隔で来院するように明確に指示し，適宜診査を行ったとしたら，十分予後を良好に保てたように思われる．

（楊　秀慶）

3 外傷歯に行うべき診査

　外傷歯の患者は，常に急患として来院するため，緊急性があるにもかかわらず，十分な時間が取れないのが現状である．したがって，日頃から，外傷歯に行うべき診査項目を頭に入れておく必要がある．以下に，外傷歯に必要な診査項目を挙げ，概説する．

1 医療面接

　外傷歯の検査にあたっては，家族歴や全身疾患などの一般的既往歴のほかに，現病歴（患歯の既往歴）を詳細に聴取する．すなわち，受傷の原因や部位，日時，場所のほかに，来院までの経過，どのような状況下で起きたかなどの経緯を正確に把握する必要がある．受傷の原因や状況を知ることにより，歯や口腔内にどのようなことが起きているか的確に診断が行え，治療方針を決定することができる．
　交通事故などにより組織損傷が広範で重篤な場合，歯科の治療が後まわしになり，対応が複雑，困難になることもある．また，外傷患者は心理的に動揺し，医療面接等が行いにくいこともあり，患者への心理的な配慮が必要である．

2 視　診

　顔面やその周囲に損傷や異常がないかを確認したのちに口腔内の診査に移るが，骨折や顎関節，周囲組織の損傷により開口が難しく診査が行いにくいこともある．口腔内の診査にあたっては，損傷による歯の形態や位置の異常，咬合状態，歯肉や口腔粘膜の損傷など口腔内全体に異常がないかを調べる．歯の診査にあたっては，歯の色調，亀裂や破折の有無，破折に伴う実質欠損の範囲や大きさ，深さ，エナメル質内にとどまる破折か象牙質にまで及ぶ破折か，さらには歯槽窩内に及ぶ破折か，露髄の有無などについて調べる．
　患部を詳細に観察することにより，外傷を受けた部位や範囲，受傷の概要を把握することができる．もちろんマイクロスコープ（図1）や拡大鏡を使用することが望ましく，亀裂や破折線を発見する確率が高まることは周知の事実である（図2）．

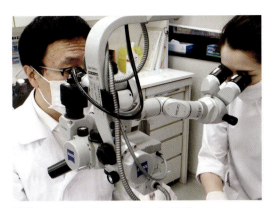

図1　マイクロスコープによる視診

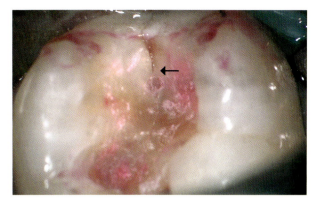

図2　遠心に歯頸部付近まで達する褐色の破折線を認める（矢印）．遠心では破折線の色が濃くなっているのでクラックが深いことがわかる

3 触診

　破断面を探針で擦過すると，象牙質が露出した歯では鋭利な痛み（擦過痛）が誘発される．口腔粘膜等に裂傷等がある場合，歯の破折片や異物が迷入していないか，触知し探索してみることも必要である．

4 打診

　歯に強い外力が加わると，歯周組織は炎症を起こし，打診による機械的刺激に対し鋭敏に反応して痛みが起こる．歯周靱帯が断裂するなど歯周組織が大きく損傷すると，より強い痛みが起こる．また，打診は痛みによる反応だけではなく，打診音も診断の参考になる．

　歯周靱帯が損傷し歯が脱臼すると，音は骨に伝わることなく吸収されるため濁った鈍い音に変化する．骨が挫滅し歯が骨内に陥入すると，音は骨に直接伝わり金属を叩いたような甲高い音に変化する．

　このため，打診は外傷歯の診査にあたり，損傷を受けた歯の特定や状態を調べるのに参考となる（図3）．なお，反対の手の人差し指を根尖相当部歯肉にあてて打診を行うと根尖の状態（フェネストレーションの有無など）を把握できる．

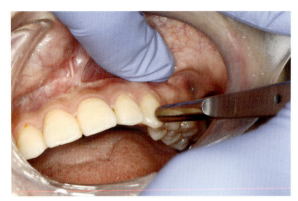

図3 打診を行い，打診痛の有無と打診音を診査する

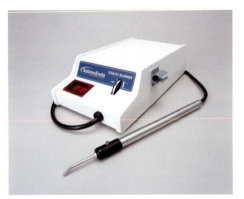

図4a 電気歯髄診断器「パルプテスター」（Sybron Endo/ヨシダ）（写真提供：ヨシダ）

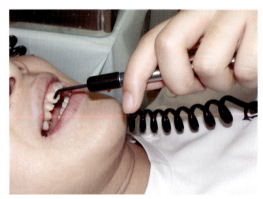

図4b 測定中の伝導子の接触状態．事前に患者には違和感を感じたら歯から離すように指示しておく

5 動揺度検査

　歯の外傷では，歯根の破折や歯周靱帯が断裂し損傷することにより歯に動揺が起こる．指やピンセットで歯を把持し動かしてみると歯の動揺が触知され，動揺が大きいときは歯根の破折や脱臼を疑う．

　歯の動きがより大きく，また，段階的に複雑に動く場合，歯槽骨の骨折が疑われる．また，骨が挫滅し歯が骨内に陥入すると，逆に歯は動きを妨げられ，動揺を起こしにくくなるので，診断に際しては注意を要する．

6 歯髄電気診

　歯髄電気診は微弱な電流を歯髄に負荷し，その反応によって歯髄の生死を調べる検査法であるが，歯の外傷によっては歯髄に壊死が起こるため電気歯髄診断器による歯髄の検査は重要である（図4）．しかし，外力によって神経線維が損傷を受けることがあるため，歯

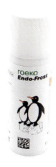
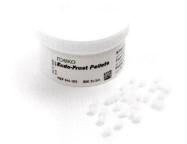

図5a 歯牙冷却用スプレー．エンド・フロスト（コルテン/東京歯科産業）
マイナス50℃の冷気で専用スポンジを凍らせて歯髄の生死判定を行う．

図5b 歯牙冷却用スプレー専用スポンジ．エンド・フロスト・ペレッツ（コルテン/東京歯科産業）

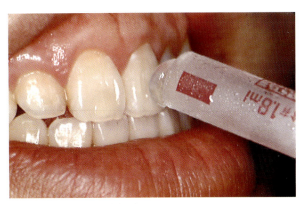
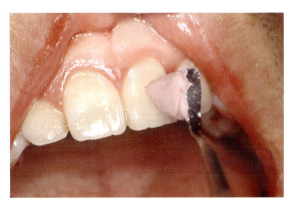

図5c 氷を用いた冷熱診

図5d 加熱ガッタパーチャストッピングを用いた温熱診

　髄が生存しているにもかかわらず一時的に反応が減弱することもあり，また無反応なこともある．歯髄が生存していることは血液供給系が確保されていることであり，神経線維の損傷により起きた一時的な反応の喪失を歯髄壊死と誤解しないよう注意が必要である．なお，歯髄電気診を行う際には，対照歯との比較が重要である．

7　温度診・化学診

　歯の破折により象牙質が露出すると，温度変化により象牙細管液の移動が起こりやすくなるため温度診（図5）に敏感に反応する．一般に，歯が破折した患者が来院した場合，呼気や冷気に強くしみることを訴えるほか，浸透圧の変化により象牙細管液の流れが起こるため，温度診と同様に化学診に鋭敏に反応する．なお，診査にあたっては，患者は刺激に対して強く反応することがあるため，過度の刺激を与えないよう注意が必要である．ま

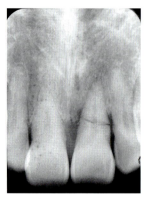

図6 |1 に水平性歯根破折を認める

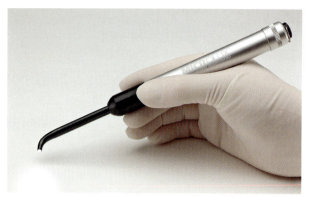

図7 マイクロラックストランスイルミネータ（モリタ）

た，神経組織の損傷により，歯髄が生存しているにもかかわらず無反応なこともあるため，歯髄電気診と同様，診断に際しては注意を要する．

8 エックス線検査・画像検査

　エックス線検査は，肉眼的に観察が不可能な歯槽窩内での歯の異常を確認できる重要な検査法である．エックス線により歯根破折，歯の脱臼や骨内への陥入，歯槽骨の骨折，組織内部への破折片や異物の迷入をみつけることができる（図6）．

　エックス線撮影にあたって，患歯だけでなく，顎骨全体についても撮影し，口腔領域における異常の有無を精査する必要がある．

　また，歯の変位や歯根破折の発生方向によっては，一方向からの撮影だけでなく，複数方向からの撮影が必要となる．

　しかし，2次元のエックス線写真では，破折線の発見や外傷による歯の位置の変化やそれに伴う歯槽骨の骨折などの検査には限界を伴うことが多い．

　近年，このような症例に対しCBCT検査を行うことにより，歯や歯周組織を3次元的に把握することが可能となり，外傷歯の診断がより確かなものとなっている（p.38～46参照）．

9 透照診

　透照診は，歯の内部の状態を調べるのに有効なことがある．透過光により歯を透かすように観察すると，通常では見つけにくい歯の亀裂を発見できることもある．クラックは透過光を遮断する性質があるため，専用のライト（図7）を使用してクラックが疑われる場所に透過光を垂直に当てる．

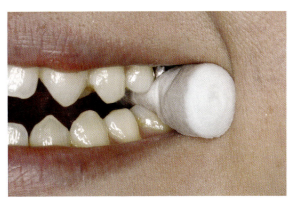

図8 コットンロールを嚙ませて検査する

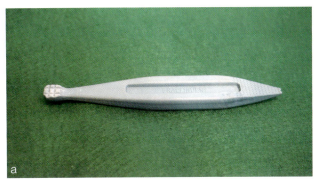
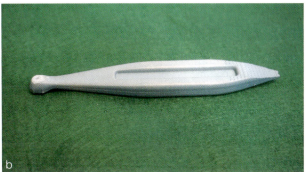

図9 Frac Finder（DirectaAB, USA）
咬頭に一つずつ咬合圧を加えて検査できる．a：対合歯で嚙む面，b：診査する咬頭で嚙む面．

なお，顕微鏡下で行えば，肉眼ではみえない細かい亀裂まで観察することができる．

前歯部では唇側から光をあて舌側にミラーを置き，光を透過させる．臼歯部では頰側または舌側から光をあてミラーを咬合面に置き，光を透過させる．光は歯頸部から硬組織を通過し，咬合面に透過する．

10 楔応力検査

原因不明の咬合痛を訴える場合，割り箸やコットンロール（図8），研磨用のラバーホイールの穴の部分などを嚙ませ痛みの発現の有無，発現時の状況を調べる楔応力検査が行われる．生活歯における象牙質の亀裂は，咬合痛発現時の状況を再現し，嚙ます素材や位置・方向を変え精査すると，亀裂面の動きにより痛みが誘発されるため診断の補助となる．この検査が早期のクラックを発見できる唯一の検査といっても過言ではない．また，Frac Finder（図9）やTooth slooth（図10）を用いると，臼歯部では各咬頭に一つずつ咬合圧を加えて検査することができる．

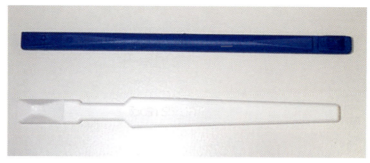

図10 Tooth slooth（Professional Results, USA）
歯の垂直性破折の疑われる歯や咬頭に，山の部分を噛ませて検査する．

11 咬合検査

　外傷により歯の挺出や脱臼，変位が起こると，咬頭が干渉し咬合異常が起き，通常通りに咬合できなくなる．ときに開口障害を起こすこともある．このため，歯の外傷時には，咬合状態を精査する必要がある．

　また，歯の変位が認められないにもかかわらず，咬合異常を訴える場合には，顎骨骨折を疑う必要がある．

12 まとめ

　外傷歯の診断にあたっては，上記の医療面接，臨床検査，エックス線検査を速やかに行い，総合的な診断を下すことが重要である．そして，外傷歯の治療は，適切な診査と診断に基づいて，迅速かつ的確に行わなければならない．

　Ⅱ編以降では，さまざまな外傷歯への対応について外傷歯の分類別に，実症例を紹介してわかりやすく解説する．

（北村和夫）

I 歯の外傷の概要と診査診断

4 全身状態に配慮した診査法

1 歯の外傷の診査法とポイント

1. 医療面接

　歯の外傷受傷時は，患者にとっては突然遭遇した予期しえない状況にあるため，医療面接の際には患者あるいは保護者を落ち着かせることから始める．その後,「いつ」「どこで」「どの部位を」「どのような状況で」「歯科・医科的既往歴は」「来院までの経過は」「意識の消失があったかどうか」などを聴取する．特に意識の消失や吐き気・嘔吐を認めた場合は，まず脳神経外科などの医科にただちに受診することを勧める．

　「いつ」では，受傷時から来院時までの経過時間により治療計画や期待される予後が異なる．露髄が生じた歯の破折では，ただちに来院した場合は部分生活断髄もしくは生活断髄が，経過時間が24時間以上の場合は，感染を考慮して感染根管治療を行うことが多い．「どこで」は，屋外で細菌感染が予想されそうなときは抗菌薬の投与が必要となる．「どの部位を」は，受傷した部位により，当該歯だけではなく，対合歯や顎骨骨折の可能性も考慮して検査する．「どのような状況で」では，転倒や転落，運動の種別や自転車での転倒など，詳しく聴取することにより，外力のかかり具合や受傷の程度を想定することが可能である．「歯科・医科的既往歴の聴取」では，過去の外傷既往の有無を調査する必要がある．過去に外傷の既往がある場合は，歯根吸収などを認めることがあり，診断するうえで重要な要素となる．医科的既往歴においては，アレルギーや全身疾患の有無などを聴取する．「来院までの経過」では，時間経過を把握するとともに，歯の破折片や脱落歯の保存状態により，予後が大きく異なる．

表1　医療面接時のおもな聴取事項

受傷時の状況	既応歴・受傷後の状況
・いつ ・どこで ・どのような状況で	・歯科的既応歴 ・来院までの経過 ・意識の消失の有無

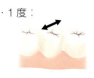
・1度：頬舌方向に1mm以内の動揺

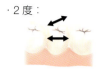
・2度：頬舌方向に1〜2mm以内の動揺がみられ，近遠心方向にもわずかに動揺

・3度：頬舌的，近遠心方向に2mm以上動揺し，歯軸方向にも動揺

図1 Millerの分類
生理的動揺（0.2mm以内）は0度とされている．

2. 視診

視診では，頭頸部を含めた詳細な観察を行う．外傷が口腔に留まらず，手，足など全身に及ぶ場合は外科など関連病院への照会を行う．口腔内の診察は，歯に限らず，口唇，歯肉，舌，頬および小帯など口腔周囲軟組織の裂傷の有無や出血，腫脹を確認する．歯の亀裂は，舌側から光照射器などを用いた透照診で明瞭に観察されることが多い．また，歯冠破折における露髄の有無が不明瞭な場合は，ヨードグリセリンなど色素の濃い薬液を滴下することで，毛細管現象により点状露髄が見分けやすい．

3. 打診

外傷歯の場合，外傷直後の打診は歯周組織の鈍麻などがあるので信頼性に欠ける．しかし，打診により痛みを訴えるときは，歯および歯周組織への外力による影響の可能性を考える．また，外傷では当該歯のみならず，隣在歯および対合歯にも精査を行う必要がある．

4. 動揺度

歯の動揺度の検査は，前歯部は唇面と舌面をピンセットではさみ，臼歯部では咬合面の中央にピンセットの先をあてて，近遠心，頬舌，あるいは垂直方向に動かして検査する．一般的に歯の動揺度の検査にはMillerの分類が使用される（**図1**）．判定基準は，0度（生理的動揺度0.2mm以内），1度（軽度，0.2〜1mm），2度（中等度，1〜2mm），3度（重度，2mm以上，または垂直方向の動揺）に分けられる．外傷歯は，0度の場合は，経過観察を行う．しかし，動揺度が1度以上の場合は，動揺がない隣在歯を含めた固定を行う．歯根破折では，一般に歯頸部側では支点が上部にあるので動揺の幅が大きく，根尖側の破折は支点が遠いので動揺の幅が小さくなる．

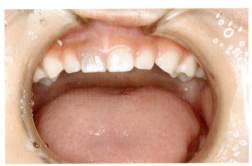
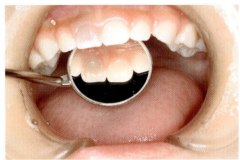

図2　受傷による変色

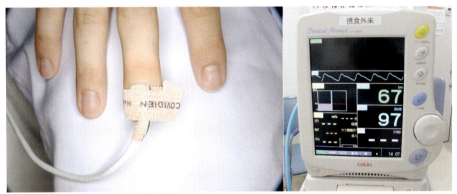
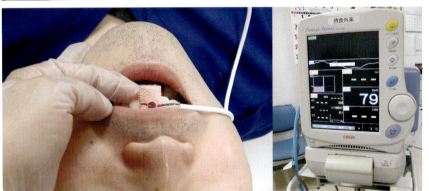

図3　パルスオキシメータによるSpO$_2$の検出

5. 変　色

　外傷による歯の変色は，高頻度で認められる（図2）．歯の変色は，歯髄内の血管損傷によるためであり，髄腔内象牙質に血液が付着し，茶褐色もしくは紫色にみえることが多い．しかし，特に変色の程度が軽度な場合，歯の変色＝失活ではないので注意が必要である．外傷歯において，レーザードップラー血流計により歯髄の血流を判定し，その生死を判定することが可能であるが，ごく一部の大学病院でしか装置は普及していない．一般に，歯髄の生死は歯髄電気診や，熱したストッピングを用いた温熱刺激，コールドスプレーを用いた冷熱刺激の温度診などが用いられるが，もともと乳歯や幼若永久歯は反応が鈍感であり，外傷刺激による歯髄の鈍麻，そして当該歯の歯周組織損傷による疼痛のため，患者が歯髄診の刺激を判定できないこともある．パルスオキシメータの乳児用の小さ

いプローブを歯に装着すると，健常歯で50～60％程度のSpO_2値を検出できることもある（図3）．まだ研究段階であるので，あくまで参考として記したい．外傷による失活歯の診査は，デンタルエックス線写真や動揺の有無，打診，そして上記の歯髄電気診や温度診の結果を総合して判定するべきである．

　歯の変色が認められても，歯髄の血流が保たれていれば，色調が回復することがある．また，歯髄が完全に失活していても，歯髄に血流が戻り自然再生する現象であるトランジエント・アピカル・ブレイクダウンが生じることも報告されている[1]．以上より，歯髄の生死判定が困難な場合や，乳歯や幼若永久歯は，長期間経過観察することが望ましい．経過観察中に審美的な改善を患者が希望する場合は，一時的にホワイトコート材などで対応する．経過観察中の注意としては，発熱などによる患者の体調変化で一時的な菌血症となると，血流のない失活歯は免疫が働かないため感染することがある．当該歯の根尖相当部位に腫脹が認められたときは，ただちに根管治療が必要となる．

　　　　　　　　　　　　　　　　　　　　　　　　　　　　　　　　　　　（齊藤正人）

I 歯の外傷の概要と診査診断

5 歯の外傷を診査するための エックス線撮影法

　歯の外傷では，①視診による歯周組織の診査，②触診による動揺度の診査，③温冷診，電気診による歯髄診査，④エックス線検査による歯根形態，歯根膜の状態，破折の診査などが必要である．

　一方，受傷から1, 2か月は歯肉等の歯周組織は治癒傾向にあり，整復時にスーパーボンドなどで強固に固定を行った場合は，動揺度の診査は不可能である．また温度診，電気診は，受傷後約1か月程度不正確な結果が出ることが示唆されており，現実的には，エックス線検査は経過観察中において重要度が高い．

　現在はコーンビームCT（CBCT）を設置している歯科医院も増加しているが，まだまだ一般的ではない．そこで，通常のエックス線検査で，外傷歯の予後について正確に診断するためには，単に撮影すればよいだけでなく撮影条件の再現性をできるだけ高めるために，規格化が重要となる．

1 規格化された器具を使用する

　一般的には，市販されている器具を使用することが撮影の規格化を簡便にする．この方法は，上下顎狭窄歯列，口蓋や口腔底が浅い低年齢児に使用が困難なことが欠点である．一方，エックス線照射器の向きを移動すれば座位または抑制下の水平位でも撮影可能であるため，患者の受け入れがよい場合は撮影条件の再現性が高い方法である．ただし，歯の外傷に対しては使用に際し以下の注意が必要である．

1. 受傷歯を基準にしない

　初診時の状態，整復後の状態，経過観察中における治癒の状態や変化を正確に診断するためには，受傷歯ではなく受傷歯の隣在歯を撮影における規格化の基準にするべきである．特に側方脱臼などの位置異常が起これば整復することが多く，整復後では撮影角度が顕著に変化するために撮影の再現性を低下させる．正しく診断し処置するためには，受傷歯がエックス線写真の中心にあることよりも，<u>撮影条件の規格化のほうが重要</u>である．

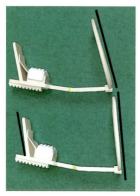
図1 上図のインディケートは変形している

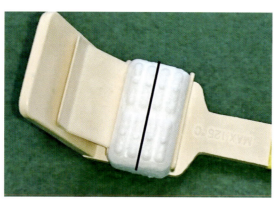
図2 常に同じ位置で咬合させることを意識する

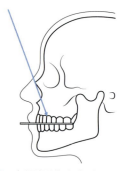
図3 上顎標準咬合法（荒木，2018.[1]）を改変）
カンペル平面を床と平行にして，主線は鼻根を通り，60〜70°の角度で入射．

2．器具の変形や咬合位置に注意する

滅菌の状態によっては変形することもあるので，注意が必要である（図1）．変形が顕著な場合は使用しないか，平行法を意識して撮影する．また器具を使用する場合は，撮影条件を規格化するために（図2），咬合位置にマーキングをするか，常に同じ位置で咬合させることを意識するとよい．

2 フィルムの位置と照射角度を規格化する

デンタルエックス線撮影は，平行法，2等分法に大きく分かれるが，規格化されている要素が多いほうが経過を観察する際により正確に診断ができる．また，撮影範囲が広い（情報が多い）ほうがより望ましい．

低年齢児に既製の器具を使用してエックス線撮影する際の欠点は，次のとおりである．

①小児用サイズのフィルムに限定される場合が多く，エックス線写真から得られる情報が限局的となる．

②一定の開口量が必要なため，外傷によって興奮状態にある低年齢児に器具を使用した撮影は困難を極める．

フィルムの位置と照射角度を規格化することの利点は，次のとおりである．

①口腔容積が小さい，嘔吐反射がある，狭窄歯列等の患者にも通常サイズのフィルムを使用した撮影が比較的容易となる．

②器具を使用した撮影に比べ，フィルムを口に入れるだけなので小児でも受け入れ易く，より広い範囲の歯の外傷の影響や治癒に関する情報収集が可能となる．

基本的には咬合二等分法（カンペル平面に対して入射角70度）を応用して撮影する．

カンペル平面と咬合平面はほぼ一致するとされているので，フィルムを軽く咬合させ，フィルムを床面に対し平行に設定することに留意する（図3）．

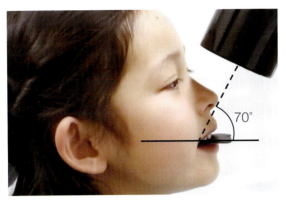
図4 永久歯の撮影

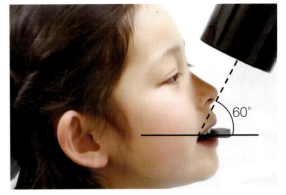
図5 乳歯の撮影

＊側方脱臼など位置異常が顕著な場合は，フィルムをカンペル平面と並行に保持する必要がある

　フィルムに対し永久歯であれば照射角70度で撮影する（図4）．乳歯は歯軸角が永久歯より約10度床面に対し直立しているので照射角60度で撮影する（図5）．

　照射角とフィルム設定位置の二つの要素を一定にすることで，経過も正確に診断することが可能となる．またフィルム内に写る外傷歯もほぼ同様な位置，長さとなるため保護者への説明も容易となる．

　低年齢児で体動が著しい場合は抑制下で撮影することもあるが，その場合は水平位となるため，フィルムを床面に平行にすることを意識して位置づけし，照射角は同様に設定すれば，外傷歯の経過を追う際に有効となる．

（楊　秀慶）

Ⅰ 歯の外傷の概要と診査診断

6 外傷歯に対する歯科用コーンビームCT（CBCT）の利点

1 外傷歯の診査に用いられるおもな歯科用エックス線写真の種類（図1）

　外傷歯の診断には臨床診査とあわせて画像検査が必須となる．画像検査には，まずデンタルエックス線写真の撮影が最低限必要である．また顎骨骨折が疑われる場合はパノラマエックス線写真による検査も必要となる．

　しかし，歯の外傷は大きな外力が一瞬で歯に伝わることにより歯または歯周組織の破壊が生じるため，歯冠や歯根の破折，または3次元的な歯の偏位を伴う脱臼が生じる．そのため2次元のエックス線写真では捉えきれない破折線の走行，歯根の位置，歯髄の形態，

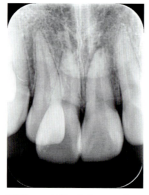

図1-a　デンタルエックス線写真

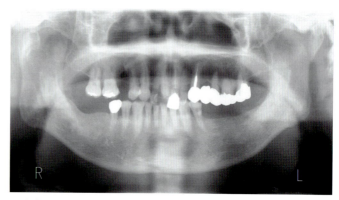

図1-b　パノラマエックス線写真

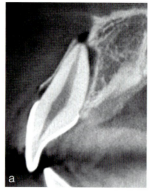
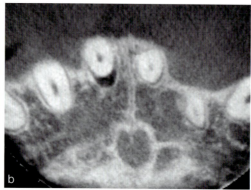

図1-c　CBCT
a：矢状断面像，b：水平断面像

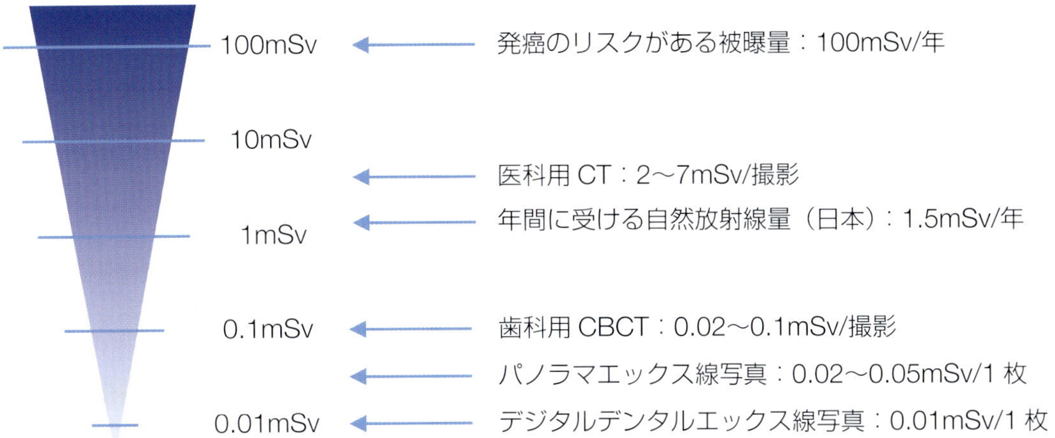

図2　被曝量の比較

- 100mSv ← 発癌のリスクがある被曝量：100mSv/年
- 10mSv ← 医科用CT：2～7mSv/撮影
- 1mSv ← 年間に受ける自然放射線量（日本）：1.5mSv/年
- 0.1mSv ← 歯科用CBCT：0.02～0.1mSv/撮影
- ← パノラマエックス線写真：0.02～0.05mSv/1枚
- 0.01mSv ← デジタルデンタルエックス線写真：0.01mSv/1枚

歯槽骨骨折などの有無をCBCTを用いて3次元的に把握することは非常に有用性が高い．

2　エックス線撮影による被曝

　歯科用のエックス線写真による被曝量はCBCTを用いても比較的少ない（図2）．もちろん不要な撮影は避けるべきだが，撮影することで正しい診断，治療方針が得られるという患者への利益が，被曝という不利益を上まわるのであれば，撮影することが望まれる．

3　CBCTによる診査診断が有効な外傷歯の種類

　すべての外傷歯の診断にCBCTは必要ではない．歯の偏位，歯髄診断への応答や動揺度など特に大きな異常がみられない場合は2次元のデンタルエックス線写真で診断を行う．
　反対に図3a～eの外傷歯のように，大きな歯の偏位，異常な動揺度や歯根完成歯の歯髄診断への応答がない場合は脱臼性の外傷または歯根破折の可能性があるため，診断に3次元のCBCTが有効である．

1．歯根破折，歯冠歯根破折

　歯根破折の臨床症状として，打診痛と歯の異常な動揺がみられる．生活歯髄診断は歯髄の断裂の位置に応じて生活反応がある場合とない場合がある．
　デンタルエックス線写真では，破折線に対しエックス線の入射方向が一致または15～

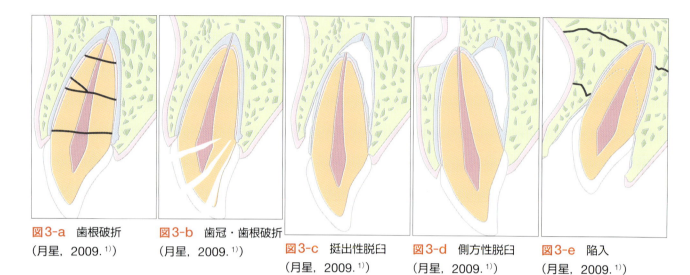

図3-a 歯根破折
（月星，2009.[1]）

図3-b 歯冠・歯根破折
（月星，2009.[1]）

図3-c 挺出性脱臼
（月星，2009.[1]）

図3-d 側方性脱臼
（月星，2009.[1]）

図3-e 陥入
（月星，2009.[1]）

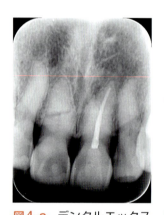
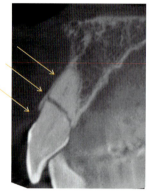
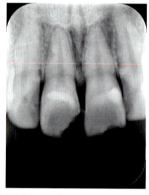
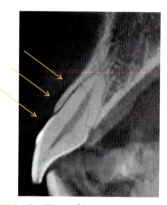

図4-a デンタルエックス線写真
1|の歯根破折．歯根破折線がデンタルエックス線写真でも明瞭に確認できる．

図4-b 図4-A 1|のCBCT矢状断面像
デンタル撮影時のエックス線入射角（黄矢印）が破折線と同方向であると考えられる．

図4-c デンタルエックス線写真
|1に歯根破折があるが，歯根破折線がデンタルエックス線写真では確認できない．

図4-d 図4-c|1 のCBCT矢状断面像
デンタルエックス線写真撮影時のエックス線入射角（黄矢印）が破折線とは方向が異なると考えられる．

20度の範囲内で入射した場合のみ，画像上に破折線を検出することができる（図4a，b）．逆にエックス線の入射方向がその範囲を逸脱してしまうと，2次元のデンタルエックス線写真では検出できず，CBCTで初めて破折線を発見できる（図4c，d）．

2. 側方性脱臼（図5）

　側方性脱臼の臨床症状として打診痛，歯の偏位，生活歯髄反応の消失がみられる．歯槽骨骨折を伴っており，根尖部が歯槽骨に固定されるため動揺度が大きくないことが多い．
　デンタルエックス線写真では歯槽骨骨折やソケットからの逸脱がみられないことが多く，一見すると亜脱臼と診査結果＜EPT（-），動揺度M0～1＞が似ているため，診断を誤りやすい．そのため，即日に必要な整復固定を行わず，歯がソケットから逸脱した状態で治癒してしまうケースも時折みられる．しかし，CBCTを用いることで側方性脱臼は確実に発見でき（図5d参照），正しい治療方針（整復，固定）を立てることができる．

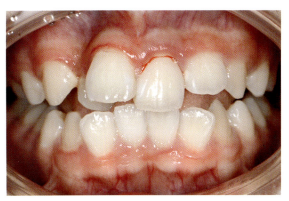

図5-a 初診時の口腔内写真（17歳男子）
ハンドボールの練習中に相手の肘で前歯を強打．1|が変位して干渉しているため噛めなくなった．

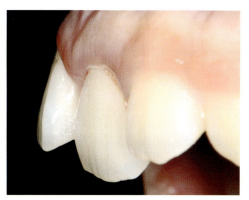

図5-b 初診時の口腔内写真（側面）
1|が舌側傾斜している．

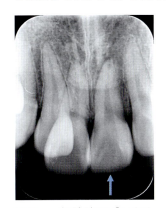

図5-c 初診時のデンタルエックス線写真
1|の異常はほとんどみられない（青矢印）．

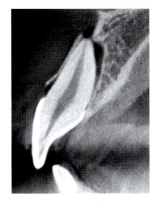

図5-d 図5-cの1|のCBCT矢状断面像
歯槽骨の骨折と歯の偏位がみられる．

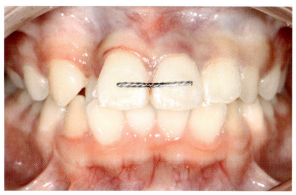

図5-e 整復固定後の口腔内写真
ワイヤーとスーパーボンドで隣在歯と固定を行った．

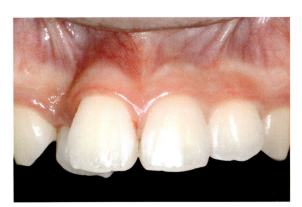

図5-f 受傷1年後の口腔内写真
特に異常はみられない．

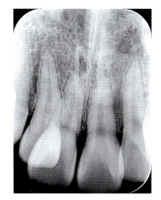

図5-g 受傷1年後のデンタルエックス線写真
特に異常はみられない．

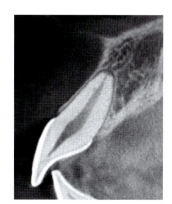

図5-h 図5-gの1|のCBCT矢状断面像
歯の復位と歯槽骨の治癒がみられる．

3. 挺出性脱臼（図6）

挺出性脱臼の臨床症状は歯の歯冠側への偏位，異常な動揺度，生活歯髄反応の消失がみ

I 歯の外傷の概要と診査診断

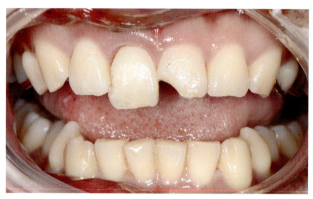

図6-a 初診時の口腔内写真（30歳男性）
自転車走行中転倒し負傷．1|の偏位と1|の歯冠破折がみられる．2|はEPT（−）で亜脱臼しているが変化はみられない．

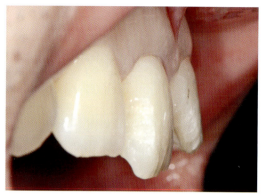

図6-b 初診時の口腔内写真（側面）
1|が舌側傾斜，挺出している．

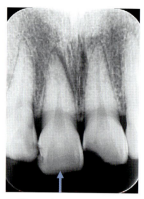

図6-c 初診時のデンタルエックス線写真
1|の歯根膜腔の拡大がみられる（青矢印）．2|は亜脱臼しているが異常所見はみられない．

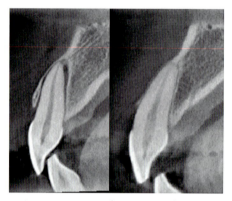

図6-d 図6-cの1|（左）と2|（右）のCBCT矢状断面像
歯槽骨の骨折はみられないが，歯の挺出がみられる．

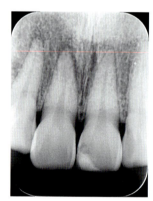

図6-e 受傷後6か月後のデンタルエックス線写真
21|の根尖病変がみられる．

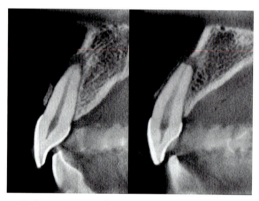

図6-f 図6-eの1|（左）と2|（右）のCBCT矢状断面像
根尖病変と唇側骨の吸収がみられる．

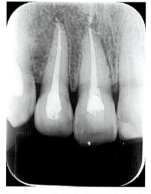

図6-g 21|の根管治療完了直後のデンタルエックス線写真
根管充填はシーラーとガッタパーチャで行った．

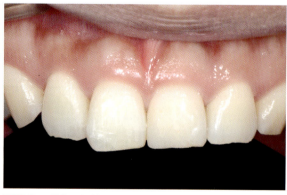

図6-h 受傷1年後の口腔内写真
特に異常な所見はない．

6 外傷歯に対する歯科用コーンビームCT（CBCT）の利点

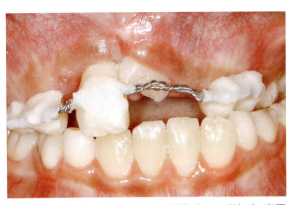

図7-a　初診時の口腔内写真（受傷後1か月）（9歳男子）

他院でワイヤー固定処置のみを受け，当院には1か月後に来院した．挺出した 1| の整復は行われておらず固定のみされ，陥入した |1 は固定されている（通常陥入した歯は萌出を妨げるので固定しないため，このあとすぐにワイヤーを除去した）．

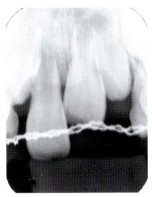

図7-b　初診時のデンタルエックス線写真

1| が歯冠側，|1 が根尖側へ偏位している．

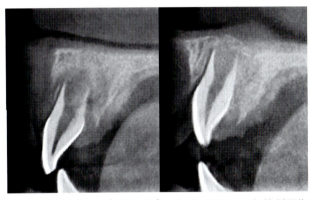

図7-c　図7-bの 1|（左）と |1（右）のCBCT矢状断面像

1| の歯根膜腔の異常な拡大がみられる（挺出），|1 の根尖側への偏位（陥入）．

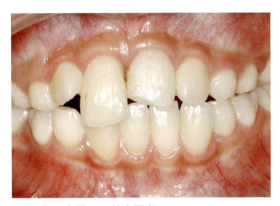

図7-d　6年後の口腔内写真

|1 の低位咬合が観察された（アンキローシス）．

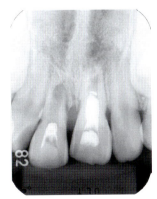

図7-e　6年後のデンタルエックス線写真

左右歯根の変形がみられる．

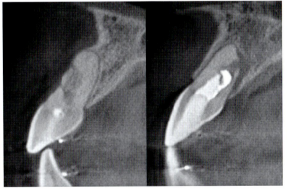

図7-f　図7-eの 1|（左）と |1（右）のCBCT矢状断面像

左右歯根の変形がみられる（受傷時のヘルトヴィッヒ上皮鞘へのダメージによる歯根発育障害）．

I 歯の外傷の概要と診査診断

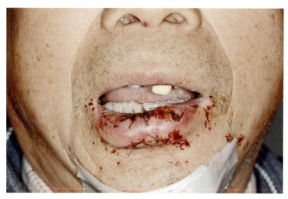

図8-a 初診時の顔面写真
意識をなくし，顔面から転倒．受傷数日後に来院したが，ずっと口が閉じなく，左右顎関節部に腫脹と自発痛がある．

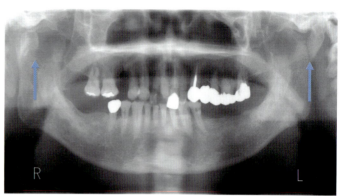

図8-b 初診時のパノラマエックス線写真
左右下顎頭の骨折と偏位がみられる（青矢印）．

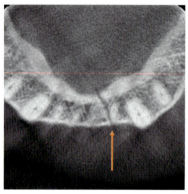

図8-c 初診時の顎骨のCBCT水平断面像
|1部下顎骨体の骨折線が確認できる（橙矢印）．

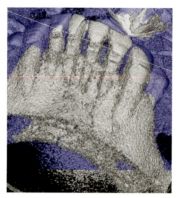

図8-d 初診時の顎骨のCBCT立体像
|1部下顎骨体の骨折線が確認できる．

られる．側方性脱臼と異なり歯槽骨の骨折はみられない．

　デンタルエックス線写真では，歯根膜腔の著明な拡大がみられる．歯の偏位方向と歯槽骨骨折の有無の確認のため，CBCTによる診断が望まれる．

4. 陥　入

　陥入の臨床症状は歯の根尖側への偏位がみられる．歯根未完成歯に多くみられるため，生活歯髄診断を行うのは困難である．また，動揺はあまりみられないことが多い．
　デンタルエックス線写真では歯の根尖側への偏位，歯根膜腔の消失などがみられる．歯根の位置や形態の確認のため，CBCTの撮影を行ったほうが現症の把握と予後の比較がしやすい．

6 外傷歯に対する歯科用コーンビームCT（CBCT）の利点

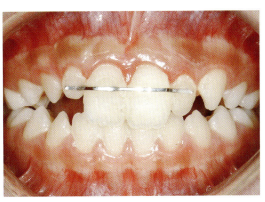

図9-a 初診時の口腔内写真（受傷後2か月）（8歳女子）

他院で|1 の遅延型再植後，整復固定の処置を受け，当院には2か月後に来院した．

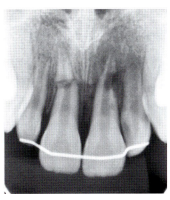

図9-b 初診時のデンタルエックス線写真

 1|の歯根破折と|1 の異常な歯根吸収がみられる．

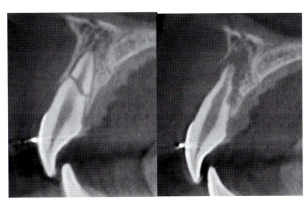

図9-c 図9-bの 1|（左）と|1（右）のCBCT矢状断面像

 1|に歯根破折がみられる．|1 に根尖病変と唇側骨の吸収，歯根吸収がみられる．

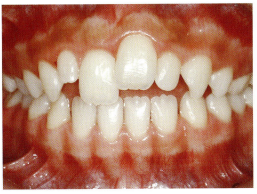

図9-d 2年6か月後の口腔内写真

|1 の低位咬合が観察された（アンキローシス）．

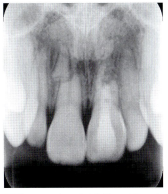

図9-e 2年6か月後のデンタルエックス線写真

 1|の根尖側破折片が移動している．|1 の歯根吸収がみられる．

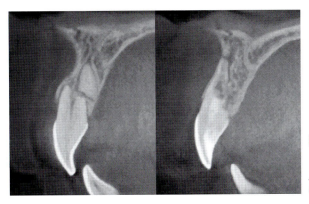

図9-f 図9-eの 1|（左）と|1（右）のCBCT矢状断面像

 1|の根尖側破折片が移動している．|1 に歯根吸収と部分的アンキローシスがみられる．

45

4 その他の外傷におけるCBCTの利用

1. 顎骨骨折

　顎骨骨折の臨床症状は，骨折部位により異なる．この患者は外傷後閉口できず，両側顎関節部の自発痛があった．パノラマエックス線写真では両側下顎頭の骨折と偏位がみられるが，CBCTではさらに下顎体の骨折も確認できる．

5 外傷予後におけるCBCTの利用

　外傷歯の経過観察を定期的に行う必要がある．外傷の予後では，歯髄の変化，根尖病変の有無，歯根形態の変化，歯槽骨の治癒など受傷後から数か月〜数年かけて現れる変化がある．特に歯根の炎症性吸収などは，発見次第すぐに根管治療を行わなければならない．そのわずかな変化を見逃さないように，外傷による歯や歯周組織へのダメージが大きい場合は，受傷後初期では数か月ごとに，状態が安定してからは1年〜数年に一度，デンタルエックス線写真を撮影することが望ましい．また，2次元では捉えきれない変化を観察する場合は，CBCTで明確に予後を把握することができる．

6 まとめ

　CBCTの普及は，外傷治療においてもデンタルエックス線写真や肉眼ではみえない部分が明瞭となり，診断と治療の質を格段に向上させてきた．しかしそれと同時に，被曝量も増加している．CBCTはすべての外傷症例に必要ではなく，臨床症状やデンタルエックス線写真からでは病態が把握しにくく，診断や予後経過を考慮するために必要な場合のみ，患者に理解してもらったうえで撮影を行うべきである．

（月星太介）

II

外傷歯の治療

II 外傷歯の治療

1 歯の外傷時の固定法

　外傷歯の固定は，おもに強固な固定と生理的固定に分けられている．各固定法の特徴を示したうえで，簡便で効果的な固定法について紹介する．本固定法については，本書の臨床例としても提示されている．

1 強固な固定（rigid splint）

定義
- 受傷歯と隣在歯が動かないように一塊に固定する．

方法
- 外傷歯と隣在歯を直接レジン等で接着する．
- 矯正治療用のブラケットと直径の太いワイヤーを用いる．

特徴
- 外傷前の模型等を用いて復位しない限り，誤った位置に固定される可能性がある．そのため固定期間が長期に及んだ場合はアンキローシスや外部吸収などの要因になる可能性がある．
- 治癒状態はエックス線写真でのみの把握となる．
- 固定中は動揺度の確認は不可能なため，固定が長期になりがちである．

2 生理的固定法（semi-rigid splint）

定義
- 受傷歯と隣在歯が一塊にならないように固定する．

方法
- エラストメリックチェーンと流動性レジン（ONDU法），直径の細いワイヤー，フロス等を用いて固定する．

特徴
- 歯槽窩での位置が補正され，歯根膜の再生を誘発する．
- 固定をしたままで動揺度の確認が可能であり，固定除去の時期を決定しやすい．

　上記の理由から，国際外傷歯学会ではほぼすべての外傷歯の固定に生理的固定法が推奨されている．日本歯科大学では，実験の結果（大出[1]，三浦[2]，栗田[3]，白瀬[4] 3，酒寄[5]，楊[6]，村松[7]，黒田[8]），臨床報告（吉田：2006，吉野：2009，松崎：2013，YOH：2017，

林：2018ほか）をもとに臨床においてエラストメリックチェーン（スペースクローズ用エラスティック）（図1, 2）と流動性レジン（図3）を利用した生理的固定（ONDU：Ohide-Nippon Dental University）法を使用している．

　本生理的固定法は，学会等で発表をすると多くの質問を受け，賛同を頂く（実験の結果は，p.146以降参照）．実験は実際に臨床で行うのに比べ条件は悪い．さまざまな要因は考慮する必要があるものの，実験開始6か月後でも予後は良好に経過していたことが，本固定法を使用する際の不安解消の根拠となる．

1. ONDU法の利点（他の生理的固定法との比較）

1. 手順が少なく，簡単（処置に不協力的な低年齢児にも適応できる）
2. 材料は比較的安価で汎用品を流用している
3. ワイヤー屈曲等の技術をもつ必要がない
4. リング部にレジンが絡むので，接着時に安定しやすい
5. 強固な固定にも容易に変更できる（p.50図10参照）

2. 材　料

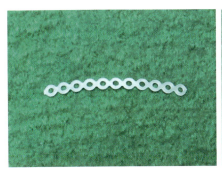 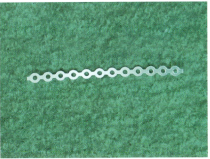 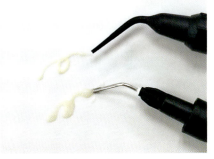

図1　エラストメリックチェーン
リング間が連結しているクローズタイプを使用する．冷暗所保存で約3年間使用可能．

図2　リング間が離れているものは，たわみが大きくなるので使用しない

図3　フロアブルレジン
固定専用レジンでも充塡用レジンでもよい．

3. 固定の手順 〈＊固定歯の本数は，外傷歯が1歯なら3本（両隣在歯），2歯なら6本が目安〉（図4～10）

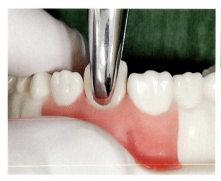

図4 整復，復位を行う（整復法についてはp.114参照）
※歯冠の洗浄，乾燥は歯頸部から切端方向へ行う

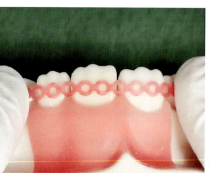

図5 外傷歯と隣在歯の幅よりもエラストメリックチェーンを若干長く切断する

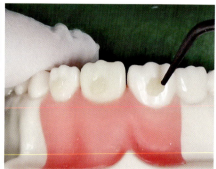

図6 通常の前処理を行い，外傷歯と隣在歯の歯冠中央付近にフロアブルレジンをおく

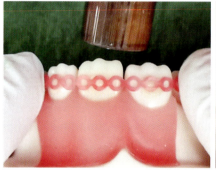

図7 フロアブルレジン部の上にエラストメリックチェーンを軽く置き，光照射し仮固定する．照射時は外傷歯を唇舌側から保持する

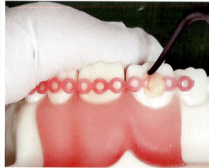

図8 リング部の上にフロアブルレジンを追加し照射する

図9 固定完了

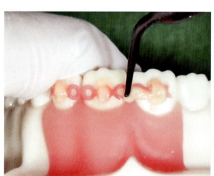

図10 1：動揺が大きい場合は，歯間部のエラストメリックチェーンにフロアブルレジンを付与すると強固な固定になる．発赤，腫脹が治まったらエラストメリックチェーンを切断しないように注意して歯間部のレジンのみダイヤモンドポイントで削除する

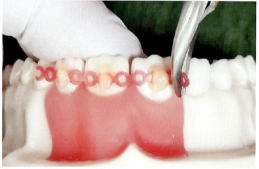

図11 余剰なエラストメリックチェーンを切断し終了（所要時間2分程度）

※エラストメリックチェーンはわかりやすくするために赤色に着色した

4. 固定除去の手技

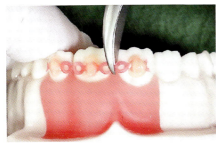
図12 動揺度，疼痛，発赤，腫脹など臨床症状が治癒傾向にあると判断したら，まず歯間部のエラストメリックチェーンを切断する

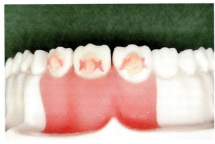
図13 余剰なエラストメリックチェーンを切除する

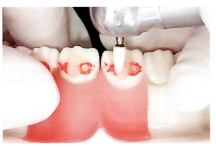
図14 臨床症状を確認し，異常所見がなければ残存しているフロアブルレジンを削除する

3 矯正用ブラケットとワイヤーを使った生理的固定法についての注意点

　矯正用ブラケットを用いた治療法は，エッジワイズ法，ベッグ法など数種類に分かれており，エッジワイズ法だけでもストレートワイヤーテクニックとスタンダードテクニックがある．またさらに各々のテクニックに各製造会社が推奨する規格やスロットのサイズがある上にブラケットを接着する位置も重要となる．

　ワイヤーに関しても形状記憶合金のもの，それ以外のものがあるため，矯正装置の知識がない状態で安易に使用すると場合によってはかえって位置がずれてしまうので生理的固定とはいえない状態となる．外傷歯の固定は，スピードと正確性が重要である．十分に注意して選択する必要がある．

（楊　秀慶）

Ⅱ 外傷歯の治療

2 固定源が少ない外傷歯への固定法

　1〜2歳の低年齢児や7歳前後の前歯部交換中において，両隣在歯がない時期に歯の外傷で歯が動揺したケースでは，固定源が得られず対応に苦慮することがある．このような場合にはシーネの作成，咬合挙上，縫合などさまざまな方法で対応するが，固定源の少なさから動揺が減少せず，予後不良となり最終的に抜歯になるケースもある．

　今回は，固定源の少ない混合歯列期に歯を外傷した1症例を通して，対応方法について例示する．

症例 7歳3か月の男児．7m程の高さから落下し，顔面を強打した．すぐに救急病院に搬送され，完全埋入した1|1を整復・固定したが，翌日も止血しないため，近医から本院を紹介され，受傷から1週間後に来院した．

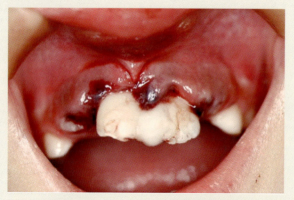

図1　初診時はスーパーボンドで固定されていた

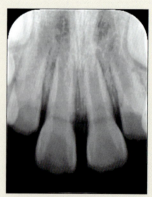

図2　初診時のデンタルエックス線写真．|1 は歯槽窩から歯根が逸脱している

ここがポイント
1. 前歯部萌出途上（歯根未完成歯）
2. 出血・疼痛・動揺が止まらない
3. 固定する隣在歯がない
4. 固定位置が正しいか不明

初期の対応
1. 止血・疼痛除去を優先する
2. 可及的早期に生理的固定法に変更する

1 解　説

　陥入（埋入）歯の整復は，その位置が受傷前と同じ位置に復位される可能性が低いことが予後不良（疼痛，動揺が軽減しない）となる一因である．本症例では救急医で応急処置として行った整復と固定が不安定なため，咬合時に干渉をおこし，出血が持続していたことが考えられた（図1）．そのため，初診時は主訴に対して，固定を除去して止血シーネによる止血と疼痛を鎮静し，その後，状態を確認しつつ再固定を行う計画を立てた．また，エックス線写真からも外傷歯は歯根未完成歯で，両隣在歯も萌出途中であるため（図2），外傷歯を再固定したいが最適な固定源が得られない状態であった．そのため，シーネを併用しつつ，現在の強固な固定方法ではなく，自然に適切な位置に復位できるような生理的固定法に変更することとした．

2 処置および経過

1. 止血シーネ（咬合干渉防止）の作製

　初診時，疼痛緩和と止血を目的として，止血シーネを作製した（図3）．現状の動揺が大きいまま印象採得すると印象材ごと受傷歯は脱離する可能性があったため，①受傷部位をビニールで覆い，その上からシリコンでコアを作製，②受傷歯にコアを装着したままアルジネート印象材で印象採得した（図3）．シーネはEssix Plastic Sheet タイプC（オーラルケア）を使用して作製し（図4），シーネ装着により前歯部は早期接触しない状態となった（図5）．また，食事と今後の治療方針について説明した．

2. 再固定（ONDU法：Ohide-Nippon Dental University法・変法）

　シーネ装着後3日目に外傷歯周囲の歯肉からの出血はなくなり，顕著に腫脹・疼痛も軽減した．正中部が両隣在歯の萌出期による自然閉鎖の時期（アグリーダックリングステージ）であることを考慮し，固定方法を生理的固定法（ONDU法：Ohide-Nippon Dental University法）に変更する必要がある．一方，固定源は 1|1 しかないため，1|1 の唇側面のコンポジットレジンを通常より幅広く塗布（図6→）し，遠心部にエラストメリックチェーンを巻き付ける（図7→）ことにより，固定源が少なくても回転力が働きにくくなり固定が安定しやすくなった．

II 外傷歯の治療

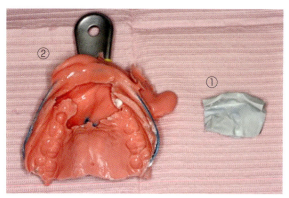

図3 ①パテタイプシリコンでコアを作製．②コアを受傷歯に装着したまま印象採得

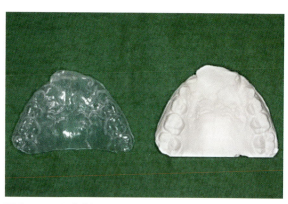

図4 シーネ作製

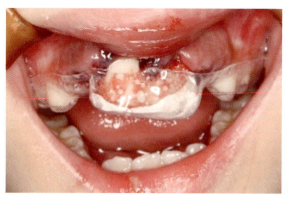

図5 シーネ装着時

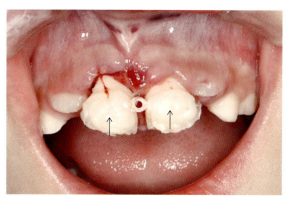

図6 通常よりフロアブルレジンを幅広く塗布する

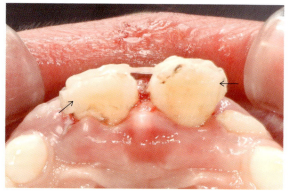

図7 矢印部のようにエラストメリックチェーンを巻きつけてレジンを添加する

3 予後

　生理的固定法であるONDU法の利点は，外傷歯の治癒に伴い，歯槽窩の適切な位置に歯が自然に移動することである．本症例では，側切歯の萌出に従い，固定装置を除去しないでも正中部の空隙に狭小化が認められるなど良好な結果を得られた（図8）．

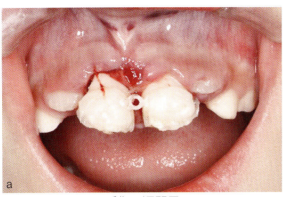

a 受傷1週間目 b 受傷1か月目

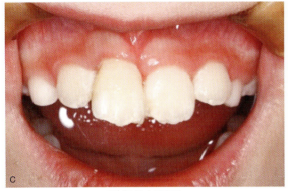

c 受傷3か月目

図8 固定したままでも2+2の萌出に伴い正中部は閉鎖傾向にある（a→b）

4 まとめ

　外傷による陥入歯を受傷前と同じ位置に整復・固定することは困難であり，本症例のように救急医が任意に決めた位置では，咬合性外傷を引き起こしていた．本症例のように交換期特有の咬合が変化している時期は，咬合位置の決定が難しいが，本症例で用いた生理的固定法（ONDU法）は自然と生理的咬合位が定まるため，咬合が変化しやすい乳歯列期，混合歯列期においてより有効である．

（松﨑祐樹）

II 外傷歯の治療

3 歯の破折

1 永久歯の歯冠破折

1. 単純性歯冠破折

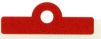

症例 40歳の男性．飲酒後に転倒し顔面を強打した際に上顎前歯部が破折した．受傷した翌日に来院したときは，顔面や口唇には打撲と擦過傷を認め口唇はかなり腫脹していた．破折した歯は打診痛があり動揺度は1度程度認められたが，露髄はなく冷温熱痛があった．デンタルエックス線写真では特に異常を認めなかったため，破折面をコンポジットレジンでコーティングして，応急処置とした．

受傷から14日後に経過観察を行ったときには口唇の腫脹はおさまり，歯の動揺度は正常範囲で打診痛も消失した．歯髄電気診においても正常な反応を認めたため，破折した部分の形態回復のみ行うこととした（図1）．

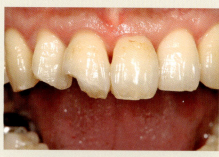

図1 術前の口腔内．露髄はないが切縁や隅角を含む実質欠損を認める

ここがポイント
1. 露髄を伴わない単純性歯冠破折
2. 受傷の翌日
3. 打診痛を認める
4. 動揺度は1度

初期の対応
1. 歯髄生活反応試験
2. 破折面の保護
3. 経過観察

歯冠破折歯の形態回復のポイント

破折片がある場合は，フロータイプのコンポジットレジンを用いて破折片を接着するのが効率的である．このとき，スーパーボンドを用いることも有効であると考えるが，術後の審美性を考慮するならば，破折線に沿って露出するレジンの研磨性や耐摩耗性，耐変色性からコンポジットレジンを選択したい．

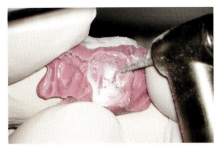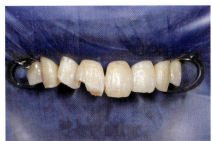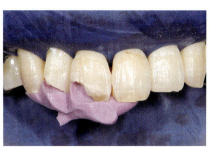

図2 シリコンインデックスを削って目標とする形態を付与する
図3 確実な多数歯露出のラバーダム防湿を行い，術野を整える
図4 ラバーダム防湿後にシリコンインデックスを製作したため適合がよい

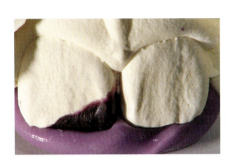

図5 模型上でワックスアップしてシリコンインデックスを製作した例（別症例）

　破折片がない場合は，コンポジットレジン修復とクラウン修復から選択することになる．筆者の経験から外傷による歯冠破折では，唇側よりも口蓋側の実質欠損が大きくラミネートベニアは適応困難となる場合が多い．そこで考慮すべきことは，修復物の耐久性や審美性と修復による侵襲のバランスである．およそ10年前であれば，審美的に回復したいのであれば，オールセラミッククラウンを選択せざるを得ない状況だったが，現在では審美的に修復できるコンポジットレジンが発売されているため，低侵襲なコンポジットレジン修復が第一選択となる．特に生活歯髄を有する外傷歯においては，クラウン修復のための支台歯形成は大きな侵襲と捉えるべきである．

❷ 処置および経過

　本症例は，低侵襲なコンポジットレジン修復を選択した．外傷歯のコンポジットレジン修復は切縁や隣接面コンタクトを含む複雑な形態回復が求められるため，シリコンインデックスを用いる方法が適している．筆者の場合は，破折した状態の歯にシリコン系バイト材を用いてインデックスを採得し削って目標とする形態を付与する方法を多用している（図2）．なぜなら，修復の際は処置の確実性を向上させるためにラバーダム防湿を行っているため（図3），ラバーダム防湿を行った状態でインデックスを作製したほうが良好に適合するからである（図4）．シリコンインデックスを削る操作に慣れていない場合はあらかじめ印象採得したうえで，模型上でワックスアップを行い，シリコンインデックスを製作することになる（図5）．

　接着に関してはマージン全体にベベルを付与し，エナメル質のみリン酸エッチングす

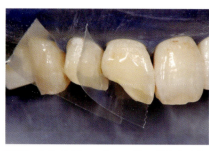
図6 セレクティブエッチングのあとにセルフエッチングプライマー系のボンディングを行う

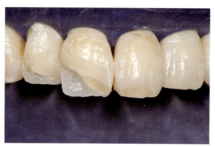
図7 シリコンインデックスを用いてバックウォールを作る

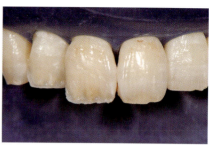
図8 デンティン色のコンポジットレジンを用いて歯の内部構造を築盛する

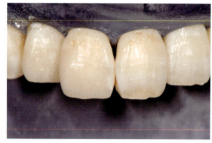
図9 エナメル色のコンポジットレジンを用いて全体の形態を回復する

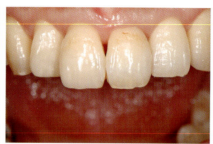
図10 術後の唇側面の状態

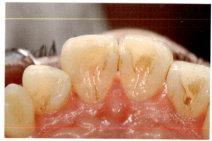
図11 術後の口蓋側の状態

る，いわゆるセレクティブエッチングの後にセルフエッチングプライマー系のボンディング材を用いるのがよい（図6）．

　マルチレイヤーテクニックでは，歯の外形と内部構造を分けて築盛することにより，審美性と確実性の両立が可能となる[1,2]．最初にシリコンインデックスを用いて口蓋側のエナメル質の部分にエナメル色のコンポジットレジンを築盛してバックウォールを製作した（図7）．その上に歯の内部構造を模倣しデンティン色のコンポジットレジンを築盛し，着色材と透明色のレジンでわずかにアレンジを加えた（図8）．最表層はエナメル色のコンポジットレジンで形態回復し，表面性状を付与した後に研磨を行った（図9）．

　術後2週間で経過観察を行い良好な審美性が得られ，不快症状もなく良好に経過していることを確認した（図10，11）．

❸ 予　後

　単純性歯冠破折の予後は，歯髄の状態と修復物の状態に着目して検討する必要がある．外傷を受けた歯は，数年後に歯髄が失活してくることもあり，受傷直後に問題がなくても注意深く経過観察いていく必要がある．修復物としての予後は，使用する材料の扱いや手技の完成度にもよるが，コンポジットレジン修復の場合は補修修復も可能であることからトラブルが発生した際の対応が取りやすい．本症例の予後は，術後2年8か月経過し，コンポジットレジン部分にわずかな艶落ちを認めた（図12）．しかし，接着界面の劣化はみられずコンポジットレジンの変色や摩耗を認めない．艶出し研磨のみ行うことで艶は回復

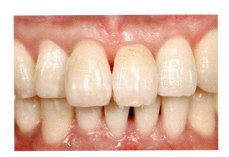

図12 術後2年8か月，良好に経過しているが，わずかな艶落ちを認める

図13 艶出し研磨のみで艶が回復した

し，その後も問題なく経過している（図13）．

（菅原佳広）

2．複雑性歯冠破折

症例 11歳5か月の女子．小学校の陣取りゲーム中，押されて転倒．上顎前歯部を強打．上顎中切歯2本にわずかな露髄を伴う歯冠破折が生じ，破折片を当日近医でスーパーボンド固定．14日後に依頼医のもとを受診．打診痛（＋＋＋），冷水痛（＋）であるため治療を依頼された．

受傷から2か月後における当方の初診時のEPT $\underline{2}|$：42/80，$\underline{1}|$：65/80，$|\underline{1}$：41/80，$|\underline{2}$：29/80．$\underline{1}|$において自発痛はない．温熱診（＋）反応は瞬間的．打診痛垂直（＋）．$|\underline{1}$に症状はなかった．

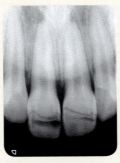 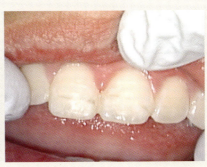

図14 初診時

ここがポイント	初期の対応
1．年齢が11歳5か月 2．上顎前歯部打撲，$\underline{1}|$，$|\underline{1}$のみ露髄を伴う複雑性歯冠破折 3．スーパーボンド固定	1．エックス線撮影 2．歯髄生活反応試験 3．動揺度確認 4．歯冠破折固定の状況確認

❶ 解　説

　日本外傷歯学会の歯の外傷治療ガイドライン（http://www.ja-dt.org/guidline.html）において，露髄を伴う歯冠破折の治療目的は「歯髄の生活力を維持し，正常な外観と機能を回復する」としている．そして治療方法としては根未完成歯と根完成歯で分けている．

（1）根未完成歯の場合

　局所麻酔下に露髄の程度と露出した歯髄の状況に応じて直接覆髄法か部分生活断髄法，あるいは生活断髄法を行う．そして，覆髄部を含めた破折面を封鎖性が確実なセメントか接着性レジンで仮封する．破折歯冠片は水に浸漬し，冷蔵庫保管する．1〜2か月後，仮封材を除去し，歯冠形態を回復する．歯冠形態の回復は破折片を接着するか，あるいは接着性レジン修復によって歯冠形態を回復する．象牙質破折が重度のものでは水酸化カルシウム製剤で髄角部の間接覆髄を行ってから歯冠形態の回復を行う．

（2）根完成歯の場合

　イ）露髄面が新鮮な場合（受傷後，概ね24時間以内のもの）は，(1)と同じ方法で治療する
　ロ）露髄面が陳旧性である場合は抜髄または根管治療を実施する
　そして，経過観察については，1および3か月後に予後を確認する．その後少なくとも3年間は経過を観察する．予後については，受傷後の迅速な診察と処置が良好な治療結果をもたらす．

❷ 処置および経過

　受傷直後の症例ではなく，受傷当日に近医で歯髄処置をすることなく，スーパーボンドで破折歯冠片を固定されている．その後，依頼医の診査を経て当方を受診したので，日本外傷歯学会の歯の外傷治療ガイドラインに準じて根完成歯として処置するのなら，抜髄処置を行うのが妥当ではある．しかし，患者の年齢が11歳であり，歯根が完成してまだ年月が過ぎていないこと，また，受傷から2か月を経過しても歯髄反応があることから，すぐに抜髄するのではなく生活断髄法を行い，予後観察を行いながら，その後の処置（抜髄）が必要であれば行うことを保護者に説明し承諾を得た．その際，歯冠部歯頸側付近にも水平的にクラックラインが入っていることをマイクロスコープ画像で説明した．

　そのため，局所麻酔後，ラバーダム防湿下で1|の生活断髄法を行った．根管口直下で歯髄の切断を行い，生理食塩水で洗浄止血後，覆髄材を貼付し綿球を置きコンポジットレジン充填を行った．処置後にエックス線撮影を行った（図15）．

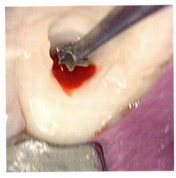
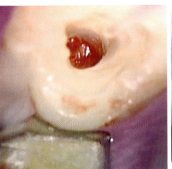
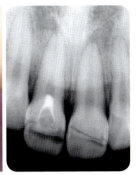
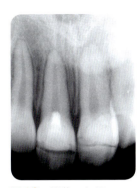

図15 生活断髄法を行う

図16 術後2か月

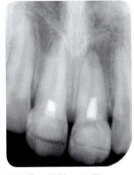
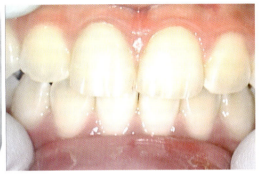
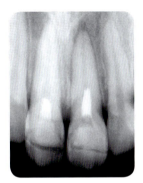

図17 術後4か月

図18 術後5か月

❸ 予　後

（1）術後2か月

1|に症状はなかった．エックス線撮影を行った（図16）．他の 2|，|1，|2 においても特に症状はなかった．

（2）術後3か月

1|に症状はなかったが，|1 が冷水にしみるようになってきたとの訴えがあった．2|，|2 に関しては症状はなかった．

（3）術後4か月

|1 の冷水痛の症状は強くなったため，1|と同様の処置を行い，予後観察をしていくこととした．処置後にエックス線撮影を行った（図17）．

（4）術後5か月

1|は症状はなかった．また，生活断髄を行った|1 の1か月後の予後観察においても症状はなかったが，エックス線写真所見から根尖周囲の歯槽白線の一部消失がみられた（図18）．

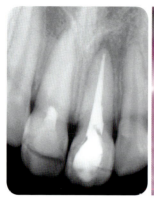 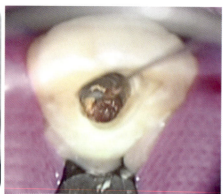

図19　術後6か月

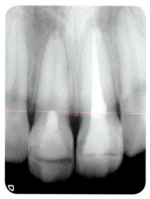 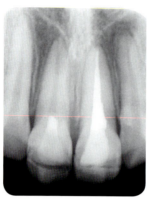 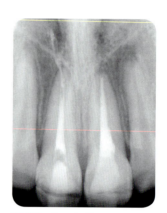

図20　術後7か月
1̲については抜髄後1か月．

図21　術後9か月

図22　同・根管充塡材の溢出

（5）術後6か月

　1̲は特に症状はなかった．しかし，1̲は自発痛があり，打診痛，冷水痛もあったため，不可逆性歯髄炎と判断し局所麻酔を行い，ラバーダム防湿下で抜髄，根管充塡を行った．
　その後エックス線撮影を行った（図19）．

（6）術後7か月

　1̲の7か月後の予後観察および，1̲の抜髄後1か月の予後観察．特に異常はなかった．
　1̲，1̲のエックス線写真所見（図20）においても特に異常所見はみられなかった．
　2̲，2̲のEPTはそれぞれ40/80，27/80であり，症状もなく問題なかった．

（7）術後9か月

　1̲抜髄後3か月の予後観察．特に症状はなくエックス線写真所見（図21）からも問題はなかった．しかし，1̲に自発痛があり，冷水痛，打診痛もあったため，不可逆性歯髄炎と判断し局所麻酔を行い，ラバーダム防湿下で抜髄，根管充塡を行った．その後エックス線撮影を行った．エックス線写真所見から根尖孔から根管充塡材が溢出しているのが認められた（図22）．

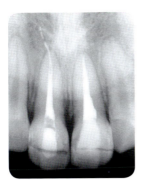
図23 術後11か月

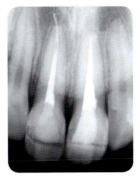
図24 術後15か月

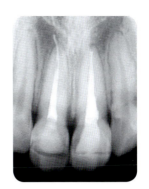
図25 術後19か月

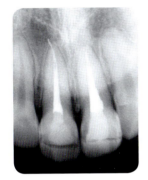
図26 術後43か月

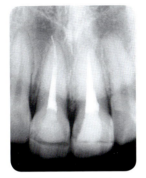
図27 術後55か月

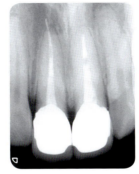
図28 術後63か月

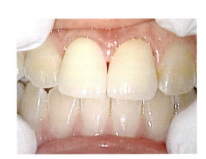
図29 最終補綴物のセット

(8) 術後11か月，15か月，19か月

1」は抜髄後2か月，6か月，10か月，「1は抜髄後5か月，9か月，13か月の予後のエックス線写真である（図23～25）．1」は抜髄後2か月でコンポジットレジン充填処置をした．それぞれ症状はなく予後良好であった．また，この時点で受傷後22か月（1年10か月），26か月（2年2か月），30か月（2年6か月）経過している．受傷後30か月（2年6か月）における 2」，「2のEPTはそれぞれ19/80，35/80であり，特に症状もない．マイクロスコープ下での診査で歯冠部にクラックもみられなかった．

(9) 術後43か月，55か月，63か月

1」の抜髄後34か月（2年10か月），46か月（3年10か月），54か月（4年6か月），「1の抜髄後37か月（3年1か月），49か月（4年1か月），57か月（4年9か月）の予後のエックス線写真である（図26～28）．それぞれに症状はなく患者の年齢も18歳になるので顎の成長もほぼ終了していることから最終補綴物をセットした（図29）．この間約3～6か月ごとに予後観察を行った．この時点で受傷後，62か月（5年2か月），74か月（6年2か月），82か月（6年10か月）経過している．

❹ 処置のポイント

　歯冠部のエナメル質・象牙質を含む破折に露髄が伴った場合の処置判断は難しいことがある．露髄を伴わない歯冠破折の場合には，コンポジットレジンなどで歯冠形態を回復させ，経過観察を行う．

　通常歯髄にダメージがない場合は経過良好であることが多いが，露髄した場合にはその範囲がわずかであっても細菌感染する危険性がある．また，年齢によって処置方針を考えなければいけない．

（1）処置前に考えるべきことは

1. 受傷時に細菌感染する機会があったか
2. 受傷からどのくらい経過しているか
3. 歯髄の生活反応があるか
4. 可逆性歯髄炎か不可逆性歯髄炎か
5. 隣接する歯の状態はどうか
6. 患者の年齢から根未完成か，あるいは完成してどのくらい経過しているか
7. 咬合状態はどうなっている
8. 保護者が治療の説明に対して理解を示しているか
9. 年齢を考えて最終補綴処置はいつ行ったらよいか
10. 予後観察をするために定期的に来院できるか

（2）処置中に考えるべきことは

1. 処置を行ったことで症状の変化はないか
2. 歯髄の生活反応があるか
3. 審美的に患者が不安を抱いていないか
4. 当該歯だけでなく隣在歯の症状に変化がないか

（3）やってはいけないこと

1. 歯髄の生活反応試験を行わずに処置を行う
2. 患者の年齢を考えずいきなり抜髄後に補綴処置を行う
3. 抜歯とインプラントを薦める
4. 予後観察を行わない

（辻本恭久）

2 乳歯の歯冠破折

1. 乳歯の単純性歯冠破折

症例 4歳9か月の女児．工具箱より突出していた鋭利な工具（きり）に衝突し，遠心隅角を破折し，受傷後30分で来院した．全身疾患はなく，発育状況良好，治療に対する協力状態も良好であった．上顎前突を呈している．受傷歯の動揺は1度，破折部は象牙質の露出が認められた．

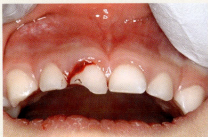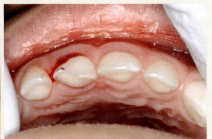

図30 初診時

ここがポイント
1. 年齢が4歳9か月
2. 受傷当日
3. 象牙質が露出している
4. 露髄していない

初期の対応
1. コンポジットレジン修復
2. 動揺度1度のため固定せず
3. 受傷歯および後継永久歯への影響を保護者に説明

❶ 解説

　歯冠破折が象牙質まで波及しているが，露髄していないためコンポジットレジン修復が必要．歯肉溝からの出血を認めるため，歯根膜の離断や根尖部での脈管系の断裂の可能性がある．保護者には受傷歯の失活の可能性を説明する．4歳9か月の時点では，後継永久歯である中切歯の歯冠がほぼ完成しているため[1]，減形成など生じる可能性は低い．受傷歯に根尖病変を生じると後継永久歯の異所萌出が惹起される．

❷ 処置および経過

　破折した遠心隅角部にクリアフィルメガボンド，フロアブルレジン（シェードA1）を用いてコンポジットレジン修復を行った．1か月後の定期診査で歯冠の変色を認めた．灰白

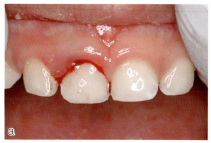
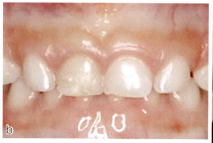
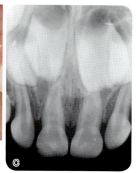

図31 処置および経過
a：受傷当日．b：1か月後．c：外部吸収や内部吸収を認めない．

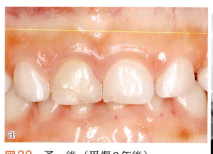
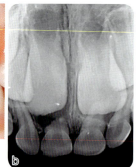

図32 予　後（受傷2年後）
a：歯冠の変色を認める．
b：歯根吸収と根尖病変を認める．

色ではないため血流の再開を経過観察した．定期的な経過観察を継続するよう伝えたが受診が途絶えた（図31）．

❸ 予　後

（1）受傷2年後

　受傷歯の動揺を主訴として再来受診．受傷歯は外部吸収により歯頸側1/3まで歯根吸収している．後継永久歯への影響を考慮し抜歯を行った（図32）．

> **補足**　露髄を伴わない歯冠破折の場合，エナメル質範囲内であれば形態修正，象牙質に波及していれば歯冠修復を行うが[2]，受傷歯の失活の徴候がある場合，確実な定期診査が必要である．外・内部吸収や根尖病変を認めた場合ただちに歯内療法適応となる[2,3]．

2. 乳歯の複雑性歯冠破折

症例 2歳1か月の女児．自宅で転倒しテーブルに顔面を打ち付け受傷した．近医を受診し，経過観察と告げられたが，一向に受傷歯の疼痛が消失せず食事を嫌がるため3日後に来院した．既往に問題はない．歯科治療の協力が得られないため抑制下で口腔内診査を行ったところ，動揺は生理的範囲内，唇側面観では破折を認めないが，口蓋側の診査で基底結節歯肉縁下から切縁にかけての破折を認め，広範囲に露髄していた．

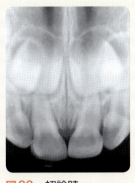

図33 初診時

ここがポイント	初期の対応
1. 年齢が2歳1か月 2. 受傷後3日経過 3. 口蓋側の破折 4. 露髄面が大きい	1. 麻酔抜髄 2. 動揺度確認 3. 受傷歯および後継永久歯への影響を保護者に説明

❶ 解 説

年齢が2歳1か月のため，歯科治療に対する協力は望めない．抑制下で確実に診察する．後継永久歯の中切歯歯冠完成度は1/2程度のため[1]，減形成の可能性を保護者に説明する．

❷ 処置および経過

来院当日に抜髄処置を行った．破折していた口蓋側歯質を除去して根管治療を行った．乳前歯は根尖1/3で唇側に根が彎曲しているため[2]，ファイルの突出に注意．根尖と後継永久歯歯胚が近接しているため，乳中切歯歯冠長（6.12mm）と歯根長（11.30mm）を考慮して18mmのファイルを使用した[1]．

ビタペックスにて根管充填を行った（図34）あと，定期診査を継続した．

❸ 予 後

（1）受傷2年後（図35）

受傷歯の根尖に異常は認めない．歯冠の変色を認める．定期診査を継続し，後継永久歯歯胚の発育不全や受傷歯の歯根吸収不全について経過観察を行う．

II 外傷歯の治療

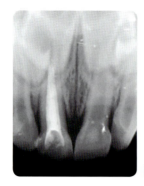

図34　根管充填直後

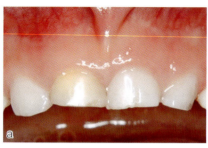
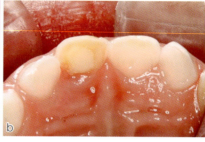
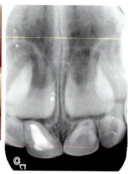

図35　予　後（受傷2年後）
a：歯冠の変色を認めるが，根尖相当部歯肉に異常を認めない．
b：口蓋側歯肉に異常を認めない．
c：根管充填剤の吸収や根尖病変を認めず予後良好である．

> **補足**　露髄を伴う歯冠破折の場合，点状露髄であれば直接覆髄後歯冠修復を行う．露髄面が大きい場合は生活歯髄切断を行う[2]．受傷歯の外・内部吸収を認めた場合，ただちに歯内療法適応となる[2]．失活の徴候（歯冠の変色）を認めた場合，根尖病変が確認されたら歯内療法適応となる[3]．低年齢児では歯髄電気診は不確実なことが多い[2]．

（田中聖至）

3 歯冠歯根破折

1. 単純性歯冠歯根破折

症例 55歳の男性．食事中に割りばしを前歯で噛んで，1｜ が唇側の歯頸部から口蓋側に斜めに破折し，口蓋側の一部が歯肉に付着した状態で，受傷後2時間で来院した．口蓋側は歯肉縁下で破折していたが，歯根の破折面に露髄は認められなかった．既往歴，家族歴に特記事項なし．

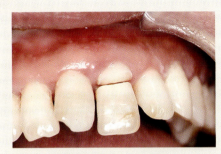

図36　正面観．患者：55歳男性

ここがポイント
1. 年齢が55歳
2. 受傷後2時間
3. 歯冠歯根破折している
4. 露髄していない
5. 破折片の適合良好

初期の対応
1. 歯髄生活反応
2. 歯冠側破折面に窩洞形成
3. 間接覆髄
4. スーパーボンド固定

❶ 解　説

（1）単純性歯冠歯根破折に対する考え方

　歯冠歯根破折には，露髄を伴わない単純性歯冠歯根破折と，露髄を伴う複雑性歯冠歯根破折がある．頻度的には歯冠歯根破折の多くが複雑性歯冠歯根破折であり，単純性歯冠歯根破折は稀である．

　単純性歯冠歯根破折では，歯髄の保存を第一に治療法を選択する．本項では，外傷を受けた永久歯において，単純性歯冠歯根破折を起こし，歯冠側破折片が存在する症例について解説する．本項の対象となる歯は，おもな起因となる外傷の性質上，上顎前歯に多い．

　破折片を復位するには，患者が歯冠側破折片を持参する必要がある．近年，脱落歯の再植が可能であることが，歯の保存液の普及とともに一般的に知られるようになった．それに伴い，歯が破折した場合でも，破折片を持参する患者が増加する傾向にある．これらは，学校歯科における歯の外傷に関する啓発活動により，保健の先生をはじめ，生徒や保護者にまでその知識がいかに浸透しているかの証である．しかし，まだ地域格差があり，歯科医師による全国的なさらなる啓発活動が望まれる．

　一方，歯科医師のなかには，「歯冠側破折片を持参しても使えない」と，否定的な発言を

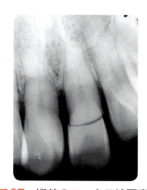

図37 術前のエックス線写真
 ⌊1は歯頸部付近に水平方向の明瞭な破折線を認め，わずかに破折片が変位していた．

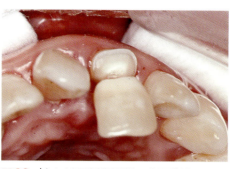

図38 ⌊1には唇側歯頸部の歯間乳頭の頂上付近から斜めに破折し，口蓋側の歯肉縁下で歯周組織に付着して保持されていた．露髄は認められない

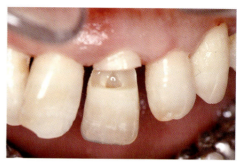

図39 間接覆髄剤を貼付するスペースを確保する目的で，歯冠側破折片の破折面に窩洞を形成した

する者もいる．しかし，外傷により気が動転している患者心理を考慮すると，このような発言は慎むべきである．

近年，接着歯学の進歩発展は目覚ましく，歯冠部破折片を復位して接着することにより，審美性と咬合などの機能を同時に回復することは可能である．しかも，現在の接着技術では患者の満足と良好な予後が期待できる[1]．

(2) 単純性歯冠歯根破折の徴候

単純性歯冠歯根破折では，冷水などの刺激が加わると，象牙質知覚過敏を起こし痛みが誘発される．破折部位が歯髄腔に近いほど誘発される痛みは増大し，呼気によっても鋭い痛みが誘発されるほか，歯根側破折断面の象牙質を探針で擦過すると鋭利な痛みを訴える．一般に，外力は破折部位で解放されるため，力の影響は歯周組織までは強く及ばず，打診に痛みを訴えることも少なく歯の動揺もみられない．

口腔粘膜に裂傷があるときは，歯の破折片や異物の迷入がないことを確認するためにエックス線撮影を行うことが奨められる．

❷ 処　置

治療としては，歯根側破折の位置にもよるが，歯冠側破折片が良好な状態で存在すれば破折面に復位して接着することができる．本症例は，歯髄電気診に反応し，適合が良好であったため，歯冠側破折面に窩洞形成し，ダイカルで覆髄して，スーパーボンドで接着した（図36～45）．

破折断面の適合が良好な場合には，MMA系のレジンセメントを使用し，部分的に隙間が認められる場合にはフロアブルレジンを使用する．接着時，隣接面にはマトリックスを挿入し，隣在歯との接着を防止する．また，陳旧性破折の場合には，破折片が乾燥している．その際，乾燥した破折片を30分間水に浸けると，接着強さが回復するとされる[2]．

接着後の補強策として，歯肉縁状の接着した破折線の部分に破断面に沿ってグルーブを

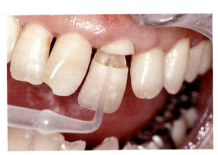
図40 10％次亜塩素酸ナトリウム溶液，3％過酸化水素水，生理食塩液で窩洞および破折面を洗浄，乾燥した

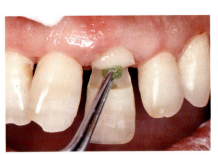
図41 MMA系のレジンセメントでの接着の前処理として，象牙質面の酸処理を行った

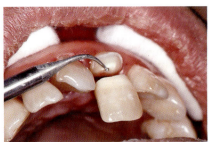
図42 間接覆髄剤として水酸化カルシウム製剤（ダイカル，）を貼付したあと，MMA系レジンセメント（スーパーボンド，サンメディカル）で接着した

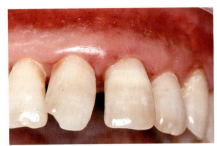
図43 復位接着後の正面観．元の位置に復位し，審美的に問題はみられない

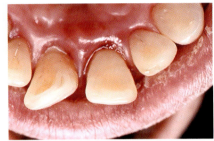
図44 復位接着後の口蓋面観

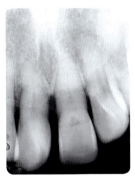
図45 同日の復位接着後のエックス線写真．根尖部歯根膜に拡大はみられない

形成し，接着性コンポジットレジン（CR）を充填する．CRを充填することにより，接着界面の補強と審美性の向上が期待できる[3]．しかし，接着させた歯は，どんなに補強策を講じても，破折していない歯の強度まで回復することはない．患者に本法の利点と欠点を説明し，硬いものを避けるように指導することが肝要である．

歯冠側破折片がない場合には，CRによる永久修復が行われるが，歯髄炎の惹起などが疑われるときはグラスアイオノマーセメントによる暫間的な被覆も状況によって選択される（次項「2．複雑性歯冠歯根破折」の症例の 3 を参照）．また，歯冠歯根破折では唇側か舌側の一方が歯肉縁下となるため，歯の挺出や歯冠長延長術などの併用が必要となる．

❸ 経過観察

単純性歯冠歯根破折では，6～8週後に症状の有無の確認とエックス線撮影により経過を観察し，1年後に同様の経過観察を行う．ただし，本症例は，患者が旅行者であるため予後観察が行えていない．

外傷後に起こる歯髄の壊死は，少なくとも二つの症候の確認により診断すべきで，受傷から3か月後の検査で反応が起こらない場合は歯髄壊死の可能性を疑う．

歯髄が壊死した場合には感染根管治療を施し，全部歯冠修復も考慮する．

2. 複雑性歯冠歯根破折

症例 18歳女性．外傷による上顎右側前歯部の審美傷害を主訴に来院した．顔面をスノーボードで強打，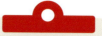の歯冠が破折，近隣の歯科医院を受診後150分経過してから受診した（なお，p.130「現在の脱落永久歯の再植」と同一患者で同時発生である）．

ここがポイント
1. 年齢が18歳
2. 受傷後150分
3. 舌側は骨縁下で破折
4. 露髄している
5. 咬合関係

初期の対応
1. エックス線撮影
2. 唇舌入れ替えて意図的再植
3. 外科的挺出
4. フェルール確保
5. 生理的固定

❶ 解説

複雑性歯冠歯根破折では破折線がエナメル質，象牙質，セメント質を通過し，露髄を伴っている（図46）．破折線の位置は最深部では骨縁下になることが多く，歯髄と歯周組織から出血がみられる．複雑性歯冠歯根破折は，保存治療が困難で，歯冠破折などと比べて治療方針を立てにくく，抜歯されることが多い．

骨縁下で破折した場合，そのまま補綴を行うと生物学的幅径を傷害し，付着の喪失や骨吸収が起こる．また，修復物のマージンを設定するためには1mm以上のフェルールが必要である．したがって，歯周組織の健康を維持する歯冠修復を行うには，骨縁上に4mmの健康象牙質が必要である（図47）[1]．Gargiuloら[2]は，歯槽骨上の結合組織付着が平均1.07mm，上皮性付着の幅は0.97mmであったと報告した．Ingberら[3]は，歯槽骨上の結合組織付着と上皮性付着を生物学的幅径と定義した．現在，これらから生物学的幅径は2.04mmというのが一般的である．したがって，外傷による複雑性歯冠歯根破折で生物学的幅径を喪失した歯を保存するためには，歯根を外科的または矯正的に挺出してから歯冠修復を行う必要がある（図48）．

❷ 受傷直後の治療

受傷直後の治療のイメージを図48に示す．は，歯冠から歯根にかけて破折し，舌側では骨縁下に及ぶため（図49, 50），意図的再植による外科的な歯根の挺出が試みられた．露髄した歯髄を除去し水酸化カルシウム製剤（カルビタール，ネオ製薬）を充填して患歯を便宜抜歯し（図51），180度回転して唇側と舌側を入れ替え，生物学的幅径と健全歯質上のマージン設定を考慮して歯槽窩から歯根を7mm引き上げた状態で両隣在歯と生理的

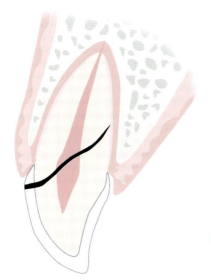

図46　上顎前歯の複雑性歯冠歯根破折では露髄を伴い舌側では骨縁下に及ぶことが多い（月星，2009.[4] を改変して作成）

・約 1mm の結合組織性付着
・約 1mm の上皮性付着
・約 1mm の歯肉溝
＋
修復物のマージンを
設定するための 1mm
以上の歯肉縁上歯質
①結合組織性付着
②上皮性付着
③歯肉溝
④歯肉縁上歯質

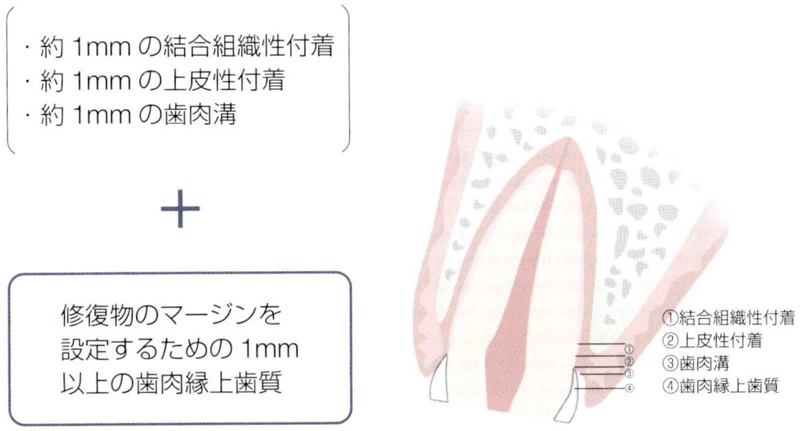

図47　生物学的幅径の模式図（Nevins, et al, 1984.[1] を改変して作成）

術前
脱臼
180°回転→再植
血餅
一次付着
二次付着
固定
根管充填材
コア
全部歯冠修復
歯冠修復

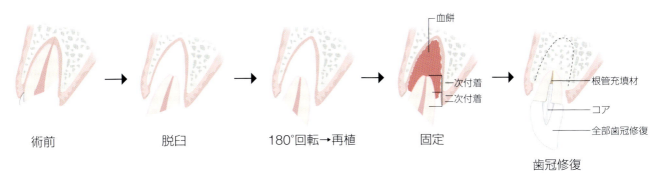

図48　治療のイメージの模式図（月星，2009.[4] を改変して作成）

II 外傷歯の治療

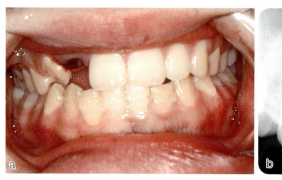

図49 現地初診時〔内山英樹先生（長野県開業）のご厚意による〕
a：2|抜去前の口腔内写真．b：上顎右側前歯部のエックス線写真．

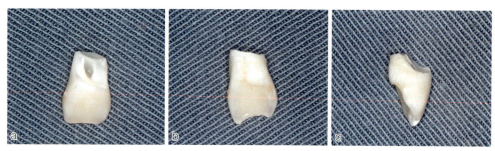

図50 患者が持参した 2|歯冠部破折片〔内山英樹先生（長野県開業）のご厚意による〕
唇側のエナメル象牙境から舌側の歯根にかけて斜めに破折している．
a：唇側面観．b：舌側面観．c：遠心面観．

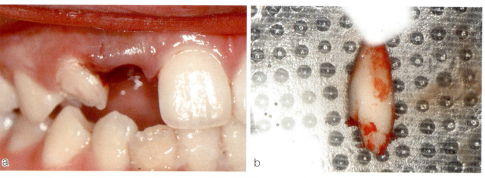

図51 2|便宜抜去後〔内山英樹先生（長野県開業）のご厚意による〕
a：口腔内写真．b：便宜抜歯し保存液中に保管中の 2|の遠心面観．

に固定した（**図52**）．固定は生理的動揺を維持できるようにエラストメリックチェーンとスーパーボンドのクリアで行った．

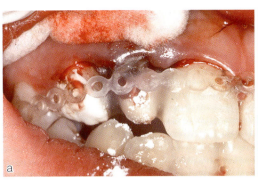
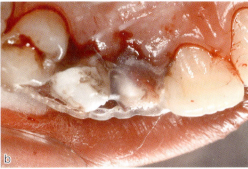

図52　意図的再植による外科的な歯根挺出後の口腔内写真〔内山英樹先生（長野県開業）のご厚意による〕
　抜去した歯の唇舌を入れ替えて再植し，スーパーボンドとエラストメリックチェーンで固定した．なお，単純性歯冠破折を起こした 3| は歯冠側破折片がなかったのでグラスアイオノマーセメントで暫間的に被覆し経過観察とした．
a：唇側面観．b：舌側面観．

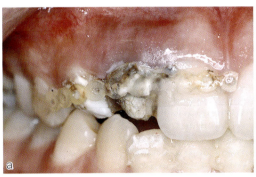
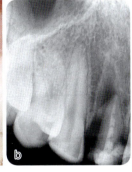

図53　日本歯科大学附属病院初診時（受傷8日後）
a：口腔内写真．b：上顎右側前歯部のエックス線写真．

❸ 日本歯科大学附属病院での治療

　受傷から8日後，日本歯科大学附属病院に紹介来院した際の初診時の口腔内写真とエックス線写真を図53に示す．意図的再植から1か月後，患歯の動揺がある程度おさまったため固定を除去した（図54）．6週後，暫間被覆冠を製作し対合歯と咬合させた（図55）．3か月後のエックス線写真所見で歯槽窩はほぼ新生骨によって埋められているのが認められた（図56）．その後は，随時水酸化カルシウムを交換し経過観察を行っていたが（図57），受傷から1年後，歯根周囲に歯根膜腔の再生が認められたので，側方加圧充填法による根管充填を行った（図58）．その後，メタルコアを装着し，陶材焼付鋳造冠で全部歯冠修復した．

❹ 経過観察

　3年，5年5か月，10年5か月経過リコール時のエックス線写真所見で明らかな歯根の外部吸収は認められず，動揺もなく良好に経過している（図59～61）．これは本症例では，

II 外傷歯の治療

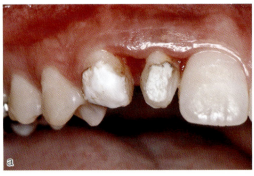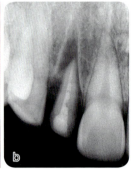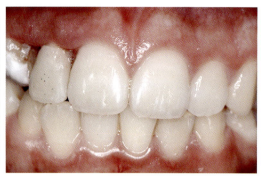

図54 受傷1か月後
a：暫間固定除去時の口腔内写真．唇側にも修復物のマージンを設定するために歯肉縁上に1mm以上の健康象牙質が確保されている．
b：エックス線写真．歯槽窩内にわずかに骨の新生を認める．

図55 受傷6週間後，暫間被覆冠仮着時の口腔内写真

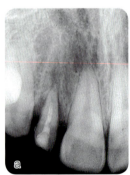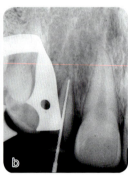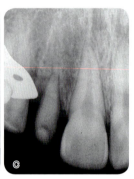

図56 受傷3か月後のエックス線写真
　歯槽窩内に骨の新生を認める．
a：水酸化カルシウム交換前．根管内の水酸化カルシウム製剤が吸収している．
b：根管長測定．　c：水酸化カルシウム交換後．

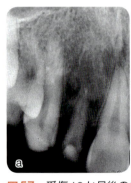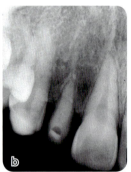

図57 受傷10か月後のエックス線写真
　歯槽窩内は骨で満たされ，歯根周囲に歯槽硬線の再生が認められる．
a：水酸化カルシウム交換前．根管内の水酸化カルシウムが吸収している．
b：水酸化カルシウム交換後．

　前歯の咬合関係が緊密でなかったことも予後に関係していると推測された．なお，同時に単純性歯冠破折を起こした 3| は覆髄して経過観察後，陶材焼付鋳造冠が装着され良好に経過している．

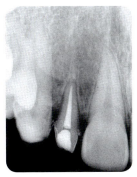

図58 受傷1年後,根管充填時のエックス線写真

根尖1mm手前まで緊密に充填され,歯槽硬線が明瞭に確認できる.

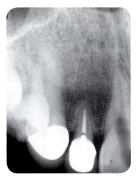

図59 受傷後3年リコール時のエックス線写真

根尖歯周組織に異常所見はみられない.

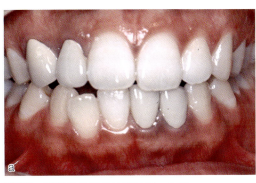
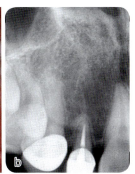

図60 受傷後5年5か月リコール時

周囲歯肉,根尖歯周組織に異常所見はみられず,経過良好である.
a:口腔内写真. b:上顎右側前歯部のエックス線写真.

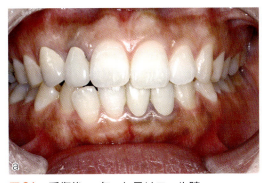
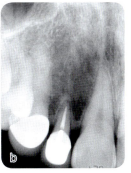

図61 受傷後10年5か月リコール時

周囲歯肉,根尖歯周組織に異常所見はみられず,経過良好である.
a:口腔内写真 b:上顎右側前歯部のエックス線写真.

❺ 考 察

　外傷による複雑性歯冠歯根破折は,唇側から口蓋側にかけて斜めに深く破折し,口蓋側では骨縁下にまで及んでいることが多く,抜歯されるケースがほとんどである.

　本症例でも歯冠がすべて破折片側に含まれ,このままの状態であれば抜歯の対象である.しかし,破折線の位置が歯根の歯冠側1/3以内にとどまれば,歯根を挺出して生物学

的幅径を再確立することによって歯冠修復が可能になる．生物学的幅径を再構築するには，外科的挺出による方法と矯正的挺出による方法がある．しかし，矯正的挺出では唇舌を入れ替えないため骨縁上に挺出する歯質の量が多くなり，術後の健全なシャーピー線維束の量と歯冠歯根比を考えると不利である．

　一方，外科的挺出では，本症例のように180度回転し唇舌を入れ替えて再植することも可能である．上顎前歯では，唇側の骨頂が最も根尖側よりなので，歯根の最もダメージの大きい口蓋側の根面を唇側にもってくることにより，多くの歯根を歯槽窩の中へ戻した状態で挺出が完了するので有利である[4-6]．

　外科的挺出後の創傷の治癒は，骨縁上の一次付着ゾーンと骨縁下の二次付着ゾーンからなる再付着メカニズムによるものと考えられている（図48）．一次付着ゾーンでは，歯肉結合組織と挺出歯の歯根膜組織との間に，結合組織どうしの再結合が起こると考えられる．二次付着ゾーンでは，血餅が骨肉芽へ，骨肉芽が骨へ変化することによって骨と歯根膜の再付着が起こるもの，と考えられる．治癒後には健康な歯とほぼ同様な歯根膜腔幅と歯槽硬線が得られる（図56，57）．

❻ まとめ

　本症例では，歯冠修復が可能となるように歯根の唇側と舌側を入れ替え，根面を歯肉縁上に露出するように挺出させて再植を行い，健全なシャーピー線維束の量と歯冠歯根比を確保したことが良好な長期経過につながった．

　また，最終補綴を考慮して外科的挺出を行い，フェルールを全周1mm以上確保することにより，健全歯質が最終補綴物で抱え込まれるフェルール効果で応力を緩和することによって，歯根破折を起こすことなく，長期経過しているものと考えられる．

　外傷歯の治療においては，短時間のうちに臨機応変に対応できるための十分な知識と診療技術の修得が重要である．また，遠隔地で事故にあった患者への加療，経過観察などにも対応できるよう，歯科医師同士の連携が重要である．

（北村和夫）

4 永久歯の歯根破折

1. 水平性歯根破折

症例 53歳男性．転倒により上顎前歯部を強打．|1 の歯冠破折を主訴に来院した．全身的な特記事項はなし．受傷部位に出血，発赤，腫脹はなく，受傷歯に動揺もなかった．位置の変位も認められなかった．

診　査：
　|1：冷温痛（＋），打診痛（－），圧痛（－），EPT（＋），ポケット正常
　1|：冷温痛（＋），打診痛（－），圧痛（－），EPT（＋），ポケット正常
　エックス線所見：1|1 に水平性歯根破折あり（図62）
診　断：1|1 水平性歯根破折
歯　髄：正常
根尖周囲組織：正常

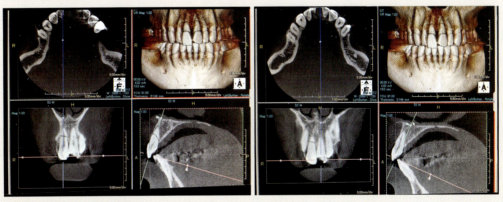

図62 初診時CBCT画像

ここがポイント	初期の対応
1. EPTがプラスで正常 2. 動揺，位置の変位がない 3. エックス線での確認が必要	1. 経過観察 2. 動揺度確認 3. 位置の変位がないか確認

❶ 解　説

診査により歯髄には正常な血流が存在し，感染がない状態であることが見込める．よって本症例の場合，経過観察とするのが妥当である．

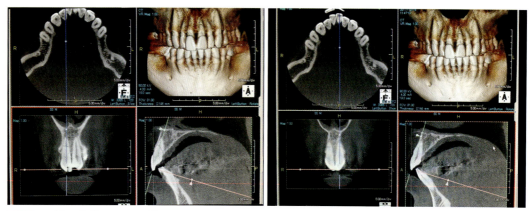

図63　受傷2年後CBCT画像

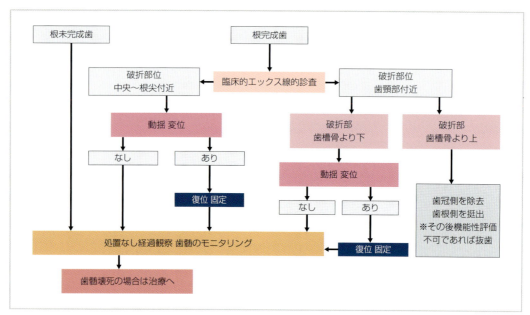

図64　水平性歯根破折歯におけるディシジョンツリー（石井ほか，2015.[1]を改変）

❷処　置

特に行わず経過観察，モニタリングとした．

❸予　後

受傷2年後．破折線は認められるが，臨床診査に異常所見はない（図63）．

> **補足**　水平性歯根破折の場合，歯冠側破折片の変位があれば整復固定する．固定期間は4～6週間必要である．この場合でも感染が疑われなければ経過観察とする．感染があれば治療が必要となる（図64）．

（髙見澤哲矢）

2. 垂直性歯根破折

症例 68歳の男性．の違和感を主訴として来院した．20年前に根管治療と歯冠修復を受けたという．全身疾患はなく，歯周組織のメンテナンスで1年に1度の口腔清掃を受けている．頬側歯肉に触診時違和感があり，歯周ポケットからの排膿を認めた．過去に硬い食物を噛んだとか，過度の外力が加わったような既往はない．動揺は1度でわずかであった．

（日本歯科大学生命歯学部　前田宗宏先生提供症例）

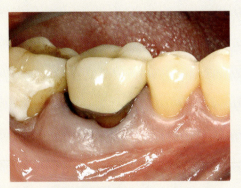

図65 初診時頬側面観
歯肉が退縮しており，遠心隣接面側に暗褐色の破折片のステップが触診で認められた．

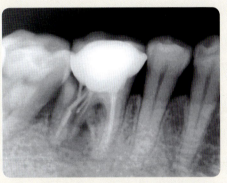

図66 初診時デンタルエックス線写真
遠心根の垂直性破折が明らかで，破折片は離開し，ガッタパーチャポイントは離散している．遠心側に破折片が移動しているのがわかる．

ここがポイント
1. 根管治療既往歯
2. 根管治療後の長期経過例
3. 歯根を取り囲む暈状透過像
4. 局在する歯周ポケット
5. 明らかな破折線

初期の対応
1. 自覚症状には対症療法
2. 抜歯時期を決定
3. 抜歯後の補綴治療計画の立案
4. 暫間修復による経過観察

❶ 解　説

　根管既処置歯が抜歯となる原因の多くは，垂直性歯根破折である[1]．過度の外力が急激に加わる急性外傷だけでなく，軽度の外力が長期間繰り返し加わって起こる慢性外傷も起因する．根管治療時に，根尖孔で根管径より太いファイルによりオーバーインスツルメンテーションを起こした場合，根尖孔周囲に亀裂が生じるという報告もある[2]．その後，咬合による繰り返し荷重が加わることにより亀裂から破折に移行すると考えられる．垂直性歯根破折は患歯にとっては致命的な疾患であり，抜歯が適応とされる[3,4]．陳旧性の破折

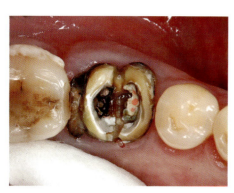 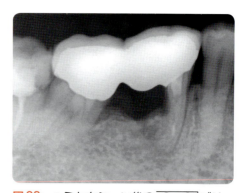

図67　ヘミセクション直前の口腔内写真
　クラウンを除去すると遠心根管口部は黒色を呈しており，破折片は遠心に移動し破折面はう蝕に陥っている．

図68　ヘミセクション後の $\overline{⑦6⑥}$ ブリッジ装着
　遠心根を抜去後，固定性ブリッジを装着した．

歯で，破折後の経過時間が長い症例では，破折面にう蝕や歯石沈着が起こりやすい．破折線に一致して歯周ポケットの形成が起こるため，プロービングを連続して行うウォーキングプロービングで局在する歯周ポケットを確認することができる．エックス線写真では，歯根全体を取り囲む暈状透過像（halo lesion）が特徴である．

❷ 処置および経過

　歯冠修復物とコア材を除去すると，遠心根の根管口部は暗黒色に変色があり，遠心隣接面の歯冠乳頭部に歯根の破折片がみられ，破折面はう蝕で変色している（図67）．近心根と遠心根の中央部に頰舌方向の切断を加え，歯根の分割後に遠心根を抜去し（ヘミセクション），その後 $\overline{⑦6⑥}$ のブリッジを装着し咬合の改善を図った（図68）．

❸ 予　後

　経過良好で，抜歯窩の骨再生も確認できる．

症例 55歳の男性．⌊6̲ の頬側歯肉が繰り返し腫脹することを主訴として来院した．エックス線検査で近心頬側根を取り囲む暈状透過像を認めた．近心頬側根の頬側面中央に歯周ポケットが10mm認められた．⌊5̲ が欠損しており，近心隣接面の頬側根と口蓋根の分岐部は露出し，ファーケーション用プローブが分岐部に挿入できた．動揺は1度であった．⌊5̲ に対しては⌊5̲⑥⑦ の延長ブリッジとし，審美性改善を図った．
（日本歯科大学新潟生命歯学部　五十嵐健輔先生 提供）

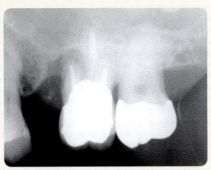

図69　初診時エックス線写真
近心根を取り巻く透過像がみられる．

ここがポイント
1. 近心頬側根に限局する歯周ポケット形成
2. 分岐部の骨欠損
3. 動揺がみられない
4. 良好な口腔清掃

初期の対応
1. 病的歯周ポケット内の洗浄
2. 破折線部に停滞している食片の清掃除去
3. 近心根のみの抜歯を選択

❶ 処置および経過（図70〜72）

　浸潤麻酔後，近心頬側根の分岐位置を確認するため，分岐部からガッタパーチャポイントを歯軸に水平に挿入した．ガッタパーチャポイントを切断方向の目安とし，近心頬側根のみを歯頸部で斜めに切除した．その後，創傷面の治癒を確認後，⌊5̲⑥⑦ のブリッジを設計し，KATANA Zirconia（Multi Layered, Kuraray Noritake Dental, Japan）で補綴を行った．

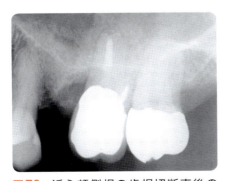

図70　近心頬側根の歯根切断直後のエックス線写真
近心根は移行的に抜去されている．

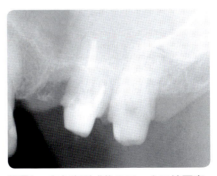

図71　支台歯形成後のエックス線写真
レジン築造を行い，⌊7̲ とともに ⌊5̲⑥⑦ のブリッジ支台歯の形成を行った．

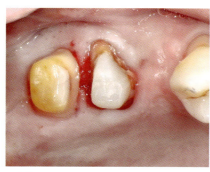
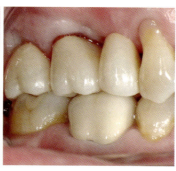

図72 暫間被覆冠除去時の支台装置とセラミッククラウンの仮着所見
暫間被覆冠除去面の歯肉改善のため最終補綴物の仮着を行った.

症例 63歳の男性．4|の疼痛を主訴として来院した[4]．30年以上前に1級メタルインレー修復が施され，1か月前から冷水痛があったという．来院当日の昼食時に修復物が脱落し，同時に激烈な咬合痛と接触痛および冷温熱痛を認めたため急患来院した．

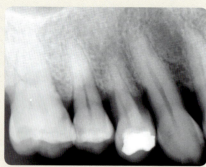
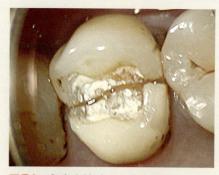

図73 インレー脱離1か月前のエックス線写真（五十嵐ほか，2017.[5]）
インレー直下に覆髄材が認められる.

図74 急患来院時の口腔内写真（五十嵐ほか，2017.[5]）
咬合面中央部に近遠心方向に走行する破折線があり，滲出液がみられる．頰側と舌側の破折片の接触時，激痛を訴えた.

ここがポイント
1. 破折片の非傷害性抜去
2. 破折片の復位可能
3. 歯根面への歯根膜組織の付着
4. 歯根膜組織の保護

初期の対応
1. 抜去歯歯根膜の乾燥防止（歯の保存液での湿潤）
2. 破折面の歯根膜側外周縁を可及的に残した切削
3. デュアルキュア型コアレジンの根管内填塞
4. 金属線での補強
5. 必要に応じた歯根尖切除
6. 緩徐な固定

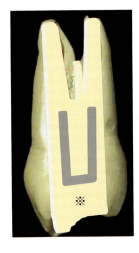
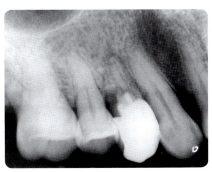

図75 根管内接着の模式図
　頰側と舌側の破折片を抜歯後，ダイヤモンドバーを装着した5倍速コントラで根管内容物を除去し，破折面象牙質を根表の一層を残して切削し歯の復位を確認した．頰側と舌側根管にまたがる0.9mm矯正用ワイヤーを併用してデュアルキュア型コアレジン（図中の※領域）で根管内接着を行った．

図76 意図的再植1か月後の補綴物装着時のエックス線写真
歯根吸収や根尖病変の発現はない．

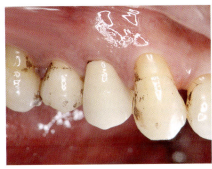
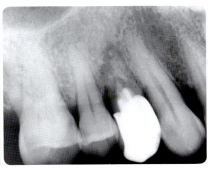

図77 意図的再植後3年6か月時の口腔内写真とエックス線写真
臨床症状はなく，咀嚼に関与しており，良好に経過している．

❶ 処置および経過

　診査により咬合面中央に近遠心的に走行する破折線がみられ，離開した破折線部から滲出液があった．破折片の動揺は頰舌側片とも1度で，ピンセットで触れるだけでも激痛があった．生活歯の垂直性歯冠歯根破折と診断し，抜歯となった．

　破折歯は生活歯の新鮮破折であり，破折線が1本で破折片に欠落した部分はなく，頰側片と舌側片との復位が可能であった．また抜去歯の歯根面には全周に歯根膜組織が認められたため，破折線に沿って窩洞を形成するとともに根管を太く拡大後，根管内に接着性コンポジットレジンを流し込む方法で破折片を接着し，再植した．

　歯根膜面を歯の保存液で湿潤させたガーゼで包み，その周囲にラップを巻いて保存液の漏出を防ぎ，歯根膜組織を保護した．髄室や根管の生活歯髄を高速切削で切削除去した．破折面はセメント質と象牙質を一層残存させた状態まで破折歯面を除去し，コア用レジンの厚みが得られるかを確認した[5]．破折片を復位させ，再度髄室開拡と根管口明示を行った．根管内吸引チップを用いて根管内水分を吸引し，根管の乾燥を行った．根管全体にボンディング・プライマー処理を施し，根管内にレジンを流し込み光照射で重合した．歯冠歯根部にまたがる金属ワイヤーでコア材を補強し，接着した歯を抜歯窩に再植した．歯槽窩に再植が困難な場合は歯根尖の一部を切除してから，再植を行った．強固な暫間固定は

行わず，咬合面で糸がクロスする縫合で歯の緩い固定を1週間行った．

術後1週時に抜糸し，1か月後に歯が生着したことを確認して補綴装置製作に移行した．

❷ 処置のポイント―やるべきこと

- 破折片の接着には，スーパーボンドを用いる方法[6〜9]，生体内で根管内接着を行う方法[10] など，材料や術式で様々な方法が報告されている．歯質の確実な接着には非着面の確実な乾燥面を確保することが必要である．
- 生活歯の新鮮破折歯は歯根膜が健康であるので，抜歯時に破折片が粉砕しなければ破折片の復位が可能となるので，抜歯に最新の注意を払う．
- 意図的再植術と同じ取り扱いとなるので処置は迅速に行い短時間に抜歯窩に戻すようにする．
- 本術式は破折面を歯根表面付近まで削除するので，復位時の破折片外縁に亀裂が残存し，レジンを根管内に充塡したあとも歯根表面に亀裂が残存する状態で歯の接着が行われることとなる．術後のプラークコントロールを励行することにより，亀裂が残存したとしても徹底したプラークコントロールで歯周組織の管理を期待するものである．破折線の外縁には亀裂が残存していることを説明し，口腔清掃の重要性を理解してもらう必要がある．

（五十嵐　勝）

5 乳歯の歯根破折

1. 乳歯の水平性歯根破折

症例　4歳2か月の女児．幼稚園の園内で転倒し，上顎前歯部をぶつける．受傷後30分で来院．|Aの歯肉から出血．受傷歯には動揺はみられなかった．

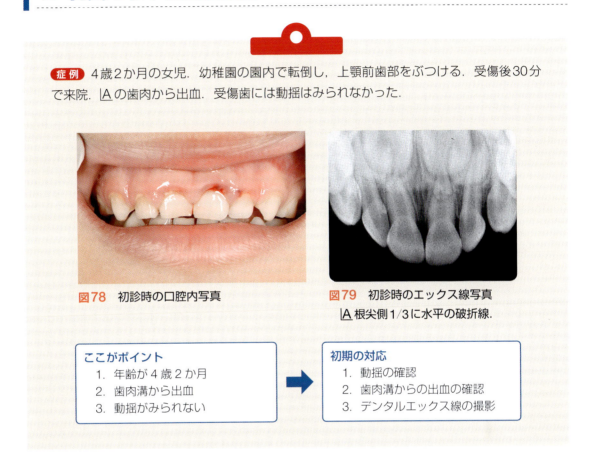

図78　初診時の口腔内写真

図79　初診時のエックス線写真
|A 根尖側1/3に水平の破折線．

ここがポイント
1. 年齢が4歳2か月
2. 歯肉溝から出血
3. 動揺がみられない

初期の対応
1. 動揺の確認
2. 歯肉溝からの出血の確認
3. デンタルエックス線の撮影

❶ 解　説

　年齢が4歳2か月であることから，歯根は完成している．また，もうすぐ生理的な歯根吸収も開始する時期である．歯肉溝から出血がみられるため，歯根膜の損傷が予想される（図78）．動揺がみられないが，デンタルエックス線撮影の必要性については，保護者に説明する．
　水平性歯根破折はデンタルエックス線でも診断できる（図79）．

❷ 処　置

　歯の変位はみられないものの，歯根膜の損傷や歯根の破折がみられるため，固定は必須である．本症例の場合は，プラークの付着や歯肉の腫脹などから口腔内清掃環境がよくないことが観察できるため，固定期間中の歯面清掃を含めた口腔衛生指導についても説明が

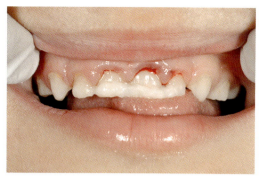

図80 処　置
B┼Bを接着性レジンで固定．

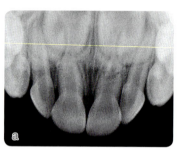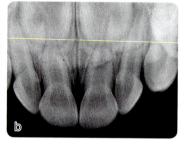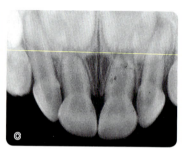

図81 予　後
a：受傷1か月後　b：受傷2か月後　c：受傷8か月後．

必要になる（図80）．

❸ 予　後

　受傷2か月後まで固定を行った．歯肉の発赤や腫脹，A￣の動揺はみられない．破折線は徐々に不明瞭になっており，歯根の異常吸収はみられない．受傷8か月後で後継の左右永久中切歯の位置の差異はみられない（図81）．

> **補足**　水平性歯根破折は，動揺がないことも多く，肉眼的な所見では異常を発見することが難しい．そのため，経時的なエックス線写真撮影が必要となる．

❹ 処置のポイント

（1）やるべきこと

・比較的長めの固定
　従来，乳歯の固定期間は1か月程度だが，水平性歯根破折は2か月程度が望ましい．

・親を落ち着かせる
　水平性歯根破折の破折箇所が根尖側1/3程度であれば，多くの場合自然に歯根が吸収されるため早急に抜歯をすることはない．

・次回来院時期を明確に指示する
　最初の3か月は毎月，それ以降は半年ごとにエックス線写真撮影を行う．

・今後の展望を話す

受傷した乳歯だけではなく，後継永久歯についても観察が必要になる．

（2）やるべきでないこと

・早急な乳歯抜歯

以前の成書では，乳歯の歯根破折は抜歯するという記載もあるが，歯根の破折部位が根尖側1/3程度であれば早急に抜歯する必要はない．しかし，歯根の異常吸収や外部吸収の観察には経時的なエックス線写真撮影は必要である．

2．乳歯の垂直性歯根破折

症例　3歳1か月の女児．自宅で転倒し，上顎前歯部を強打する．受傷後2時間で来院．A|Aは歯冠から歯根にかけて垂直破折．受傷歯には動揺がみられる．

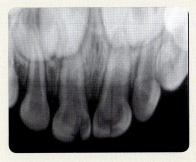

図82　初診時のエックス線写真
歯冠から歯根にかけて破折線．

ここがポイント	初期の対応
1．歯冠から歯根にかけて破折 2．歯根に破折線はみられない 3．動揺がみられる	1．歯根に水平性破折はみられない 2．保存処置を行うかの判断

❶ 解　説

年齢が3歳1か月であることから，歯根は完成している．来院まで2時間であるため，歯髄への感染は限局的である．歯槽骨内での破折があるため，将来，根周囲に感染が起こる可能性はあるが，保護者が子どもに怪我をさせてしまったことで自分を責めていたこともあり，保護者に予後不良の可能性についても説明し，保存治療を行うことにした．

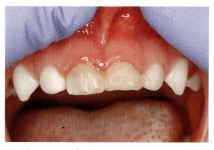
図83 コンポジットレジンによる形態回復と連結

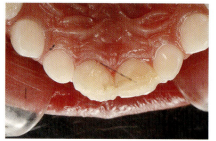
図84 ミラー像（口蓋面観）

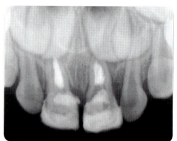
図85 抜髄即充後のエックス線写真

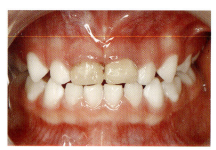
図86 受傷2か月後
動揺がみられている．

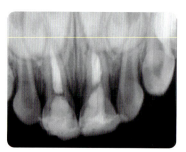
図87 受傷2か月後
歯槽骨の吸収がみられる．

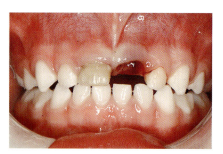
図88 受傷7か月後
再外傷によりA|抜歯．

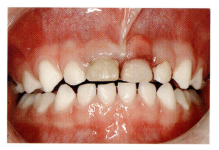
図89 受傷8か月後
小児義歯装着．

❷ 処　置

抜髄即充を行った後，左右の乳中切歯をコンポジットレジンで連結し，形態回復を行う．自発痛はなく，根尖部に病変はみられなかったため，経過観察を行うこととした（図83〜85）．

❸ 予　後

受傷2か月後，自発痛はないが，動揺はややみられてきた．エックス線写真では，歯根膜腔の拡大がみられ，歯頸部の歯槽骨吸収がみられる．経過観察を行うこととした．

> **補足** 受傷7か月後に再外傷でA|が歯頸部付近で水平性破折を起こしたため抜歯を行い，小児義歯の作製・装着を行った（図88，89）．また，受傷1年後に|Aも抜歯した．

◎乳歯の垂直性歯根破折の治療について

　乳歯の垂直性歯根破折は，臨床で遭遇する機会は少ない．教科書的には抜歯が適応であり，国家試験にも出題されている．しかし，3歳で抜歯を行いすぐに小児義歯を使用できる小児も多くはなく，結果的に乳側切歯の近心傾斜が起きる．今回は受傷の背景や保護者の心情を考慮して保存治療を行ったが，乳歯の垂直性歯根破折の保存治療は今後さらなる検討が必要と考える．

（浅里　仁）

II 外傷歯の治療

4 歯の脱臼

1 歯の震盪・亜脱臼

1. 震 盪

症例 4歳6か月男児．昨日屋外で転倒し，⌐A を強打したため受診した．歯肉からの出血は認めない．動揺度0度，打診に違和感を訴える（図1，2）．

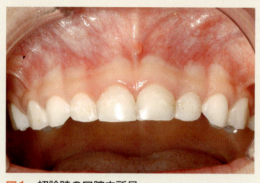

図1 初診時の口腔内所見

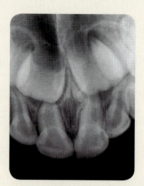

図2 初診時のエックス線写真

ここがポイント
1. 年齢が4歳6か月
2. 歯肉溝から出血を認めない
3. 動揺度は生理的範囲内

初期の対応
1. エックス線写真撮影
2. 歯肉溝から出血の確認
3. 動揺度の確認

❶ 解 説

　年齢は4歳6か月で歯根は完成しており，生理的歯根吸収開始の時期である．
　エックス線写真撮影は，現状の確認，経過の比較検討のためにも必要である．
　歯の動揺は生理的範囲内で，歯肉溝から出血を認めないため歯根膜の断裂はないが，打診での違和感を認めるため歯の安静を保ち，歯髄壊死の徴候が現れたら根管治療を行う．

❷ 処置および経過

　エックス線写真から，|A 歯根近心側に外部吸収を認めるが，周囲歯槽骨に吸収を認めないため，今回の外傷に起因するものではなく，以前にも歯の外傷があったと考えられる．歯の外傷を繰り返すと，外部吸収により細くなった歯根が破折する可能性があるため，経過観察時には歯根破折に対する注意が必要である．

　1|1 の歯胚形成状態および位置に差違は認めないが，今後，永久歯に異常所見を認める可能性があるため，経過観察時の定期的なエックス線写真による比較検討が必要である．

2. 亜脱臼

症例　9歳9か月男児．道路で転倒し顔面を強打し，を受傷，歯肉出血を認め当日来院した．1|1は動揺度1度，歯冠破折，打診痛を認めた（図3）．

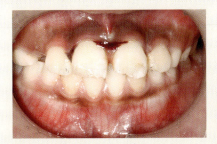
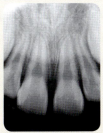
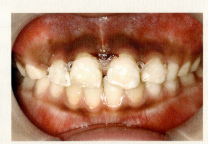

図3　初診時の口腔内写真　　図4　初診時のエックス線写真　　図5　固定後の口腔内写真

ここがポイント
1. 年齢が9歳9か月
2. 歯肉溝から出血を伴っている
3. 歯の動揺は生理的範囲内を超える

初期の対応
1. エックス線写真撮影
2. 歯肉溝から出血の確認
3. 動揺度の確認

❶ 解　説

　口腔内写真（正面観，咬合面観，側方面観）を撮影すると経過の比較検討に役立つ．

　通常，固定は必要ないが，咀嚼時に疼痛等がある場合には10〜14日間固定を行う．

　歯の動揺は生理的範囲内を超え，歯肉溝から出血を認めることから，歯周組織と歯髄血管の断裂を治癒させるため歯の安静を保つ．

　年齢は9歳9か月で歯根が完成時期のため，根尖孔付近で歯の栄養血管が断裂する可能

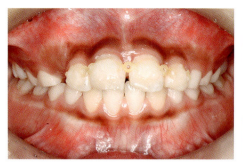
図6　受傷2週間後の口腔内写真

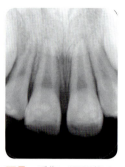
図7　受傷2週間後のエックス線写真

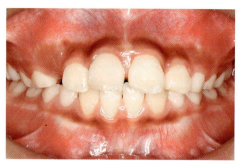
図8　固定除去後の口腔内写真

性があり，歯髄壊死の徴候が現れたら根管治療を行う．

　患者には，受傷歯でのかじりとり，硬い食べ物の摂食を行わないよう指導，再度の受傷に注意し安静を指示．また，将来起こりうる可能性がある変化はすべて説明する．

❷ 処置および経過

　動揺は1度で生理的範囲を超え，歯肉溝からの出血を認めるが（図3），エックス線写真には歯根破折，歯槽骨骨折は認めない（図4）．打診痛を認めることから亜脱臼と診断し生理的固定（フレキシブルな固定）を行い（図5），エナメル質破折に対しては歯冠修復を行う．

　受傷2週間後，動揺は生理的範囲内で，打診痛も認めないため，固定を除去し経過観察を行った（図6～8）．

　歯の変色に注意し定期的に歯髄診断を行い，歯髄壊死の徴候があれば根管治療を行う．臨床症状がなく歯髄に反応があれば経過観察するが，将来，歯髄壊死の可能性があることを必ず患者に説明する．

❸ 処置のポイント

◎再診時の対応

・歯肉腫脹，歯の変色，疼痛，動揺度の確認，打診（打診痛，打診音，歯周組織の異常の触知），歯髄診断（歯髄電気診・温度診）を行い，歯髄壊死の徴候が現れたら根管治療を行う（Ⅰ編参照）．本症例では，歯髄反応を示したため，経過観察を行った．
・口腔内所見とエックス線所見の経日的な変化を比較検討する．本症例では，歯根の吸収，歯槽骨吸収は認めなかった．
・症状は安定していても時間の経過ともに悪化する可能性があるため経過観察を継続する．

3. 乳歯外傷後の変色

(1) 歯髄充血

受傷後数日から数週間程度の比較的早い時期に現れ，一過性で変色が回復することが多い．色調は赤色が強い（図9）．

(2) 歯髄壊死

受傷後数か月程度経過してから現れ，根管治療が必要になる．色調は黒色が強い（図10）．

(3) 歯髄腔狭窄

受傷後1年以内に，修復象牙質の形成，歯髄の石灰変性などが原因で現れることが多い．色調は黄色味を帯びることが多い（図11）．

> **補足** 歯の変色は，唇側（図12）だけでなく口蓋側（図13）からも確認する．乳歯の変色は，永久歯の変色と比べ歯髄壊死の確率が低いため，根管治療を行うか行わないかの判断は，臨床所見，歯髄診断，エックス線写真撮影などの結果から総合的に行う．そのためにも定期的に経過観察をすることが重要である．

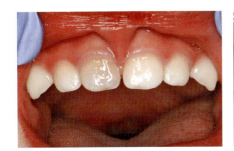
図9　歯髄充血による歯の変色

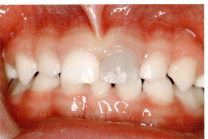
図10　歯髄壊死による歯の変色

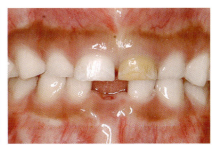
図11　歯髄腔狭窄による歯の変色

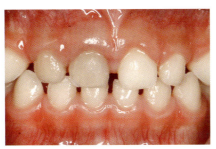
図12　BA|の変色した歯の唇側面観

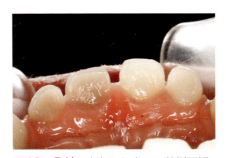
図13　BA|の変色した歯の口蓋側面観

（村松健司）

Ⅱ 外傷歯の治療

2 歯の陥入（埋入）

1. 永久歯の陥入

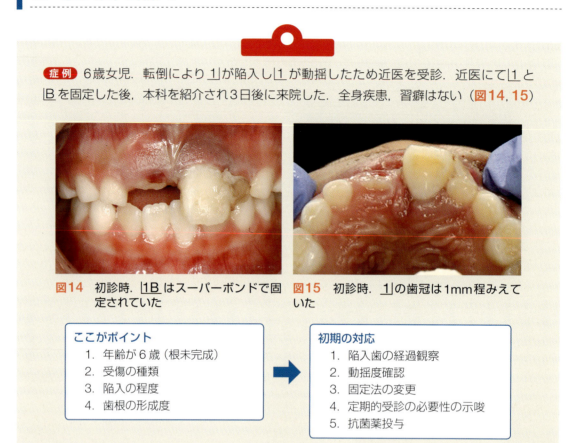

症例 6歳女児．転倒により 1| が陥入し |1 が動揺したため近医を受診．近医にて |1 と |B を固定した後，本科を紹介され3日後に来院した．全身疾患，習癖はない（図14, 15）

図14 初診時．|1B はスーパーボンドで固定されていた

図15 初診時．|1 の歯冠は1mm程みえていた

ここがポイント
1. 年齢が6歳（根未完成）
2. 受傷の種類
3. 陥入の程度
4. 歯根の形成度

初期の対応
1. 陥入歯の経過観察
2. 動揺度確認
3. 固定法の変更
4. 定期的受診の必要性の示唆
5. 抗菌薬投与

❶ 解　説

　年齢6歳で，1|1 は若干早目の萌出であるが図16に示すように歯根は約半分の形成度であり脈管系の再生が見込める．受傷から3日経過し臨床症状は消退傾向にあり，陥入歯には明確な動揺はない．整復をすると再外傷を加えることになるため経過観察をする．萌出途上でもあり正確な位置に固定できる可能性は低い．保護者には，1～2週間再萌出を待ち，再萌出がみられないなら牽引等が必要になることを説明する．

❷ 処置および経過

（1）初診時（図16, 17）

　固定法を変更した．陥入と亜脱臼の複合外傷で |1 の動揺は2度であったことから固定源を多数歯に求めた．保護者の記憶が曖昧であったため，受傷前の萌出度は不明であるが，

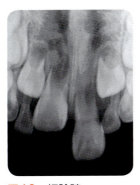

図16　初診時
　<u>1|1</u>の歯根形成度は同程度．

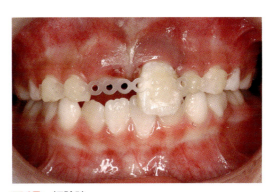

図17　初診時
　<u>CB|1BC</u>をONDU法で固定した．

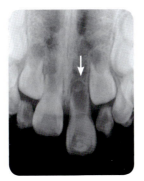

図18　受傷2か月後

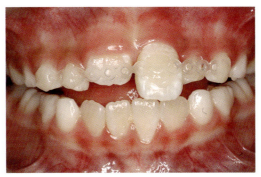

図19　受傷2か月後
　<u>1|</u>は受傷1週間後に再萌出を開始した．

歯根の形成度は左右同程度であり，右側は動揺もないため陥入していると考えられる．

(1) 受傷2か月後

受傷1週間後に陥入歯に動揺が現れ再萌出が開始した．<u>|1</u>の動揺は生理的範囲となったため固定除去した．エックス線写真所見では陥入歯に異常はないが，<u>|1</u>の根尖に不透過像（→）がみられることから歯髄の石灰化変性が起こっている兆候がみられる（図18，19）．

❸ 予　後

(1) 受傷3年後

陥入歯の根尖遠心部にエックス線透過像がみられるが臨床的には予後良好であった．<u>|1</u>の歯根は受傷2か月後から伸長せずに歯髄は石灰化変性を起こしたと思われるが，その他の臨床的異常所見はなかった（図20，21）．

> **補足**　永久歯の陥入でも歯根未完成であれば再萌出は見込める．再萌出の兆候を見逃さないことが重要である．陥入に限らず歯根未完成であれば歯髄の石灰化変性が起こる可能性も高い．

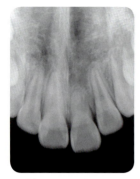

図20 受傷3年後

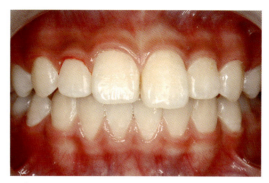

図21 受傷3年後．臨床的な異常所見はみられない

症例 8歳男児．サッカーをやっていて友人と衝突し|1 が陥入したとのこと．歯冠破折もみられるが近医にて消毒のみ行われすぐに受診を勧められたが1週間後来院した．抗菌薬の処方はされていなかったとのこと．陥入歯に動揺がみられ，自発痛はないがしみるとのこと．外傷時と来院時のエックス線写真を示す（図22，23）．

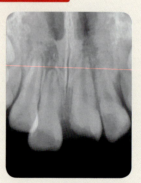

図22 外傷直後
持参したエックス線写真．

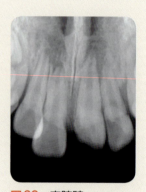

図23 来院時
初診時（受傷1週間後）．

ここがポイント
1. 年齢が8歳（歯根がほぼ完成）
2. 受傷1週間後の来院
3. 動揺はみられる
4. 陥入歯の根尖部のエックス線所見

初期の対応
1. 経過観察（陥入に関して）
2. 隣在歯との位置関係の把握
3. 隣在歯の状態の把握
4. 破折部に仮修復

❶ 解　説

　歯の動揺は通常歯根膜の炎症を示すが，埋入から1週間経過していることを考慮すると本症例の場合は再萌出の兆候であると考えてよい．またエックス線写真所見で埋入歯の根尖部に歯根膜腔の拡大がみられる．通常8歳であれば歯根未完成であるが，患児はほぼ完成している．埋入していない|1 の根尖部に一部エックス線透過像があることに留意する．外傷歯を安静に保つことは重要であり破折部が未修復であることは許容範囲であるが，受傷直後の抗菌薬の投与は必要であった．

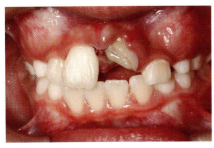
図24 初診時

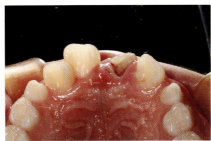
図25 初診時

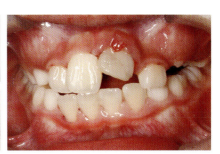
図26 受傷1か月半

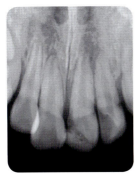
図27 受傷2か月半後

表1 永久歯の整復に関する基準（国際外傷歯学会）

根尖の状態	埋入の程度	整復・整位		
		自然	矯正	外科
未閉鎖	7mm以内	＊		
	7mm以上		＊	＊
閉鎖	3mm以内	＊		
	3～7mm		＊	＊
	7mm以上			＊

❷ 処置と予後

（1）初診時

清掃不良のため陥入歯の舌側歯肉には若干炎症がみられる．修復は歯冠部の保護にとどめ，再萌出の状態をみながら修復を行う予定とした（図24，25）．

（2）受傷1か月半後

歯肉炎は持続し再萌出途上であったが希望により仮修復を行った（図26）．

（3）受傷2か月半後

陥入歯はほぼ咬合位まで再萌出したと思われるが，歯髄反応陰性，歯肉膿瘍がみられたため感染根管治療を開始した（図27）．

> **補足** 表1は陥入した永久歯の整復に関する基準として用いられているものであるが，処置をミリ数で判断することは現実的でない．また，外科的な整復は参考となる受傷前の模型，写真等を保持していない限り，固定法の選択，固定位置によって予後が影響を受ける．例示した症例のように，陥入歯は乳歯永久歯とも再萌出する可能性が高い．まず1週間程度再萌出をまち，変化がないなら外科的に脱臼させる程度にとどめたうえで，矯正力を使って牽引することを推奨する．

2. 乳歯の陥入

症例 1歳1か月の女児．転倒によりA|が陥入した．近医から本院を紹介され，6日後に来院した．全身疾患はなく，これまでの発育状況も良好．多少の吸指癖はあるが，受傷部位に出血，発赤，腫脹はみられないが，受傷歯には動揺があった（図28）．

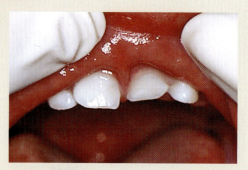

図28 初診時
|1は歯槽頂付近まで陥入していた．

ここがポイント
1. 年齢が1歳1か月
2. 受傷から6日経過
3. 動揺がある

→

初期の対応
1. 経過観察
2. 動揺度確認
3. 隣在歯との位置関係の把握
4. 吸指癖に対する注意

❶ 解説

年齢が1歳1か月であることは，歯根は未完成であり脈管系の再生が見込める．また受傷から6日経過し臨床症状は消退傾向にある．整復をすると再外傷を加えることになり，また確実な固定を行うことは困難であろう．保護者には，すでに動揺があることは再萌出の兆候であると説明する．

❷ 処置および経過

受傷2年後．本症例では約2か月で，右側乳切歯と同位置まで再萌出した．受傷から2年経過し，若干の捻転とデンタルエックス線写真では歯根の外部吸収像（→）がみられるが，歯髄壊死による変色もない（図29）．

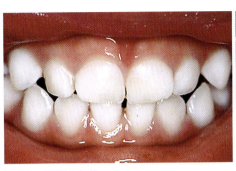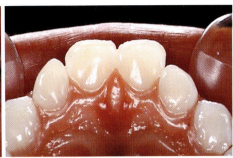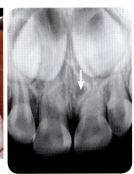

図29 受傷2年後
顕著な変色等はないが，歯根には外部吸収がみられた．

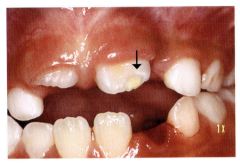

図30 受傷5年後
乳歯の陥入の影響による形成不全（↓）

❸ 予 後

　受傷5年後．後継永久歯の歯冠には，乳歯の陥入の影響と思われる，形成不全（→）がみられる．形成不全に関しては通常の歯冠修復で対応できる（図30）．

> **補足** 陥入の場合，受傷直後や低年齢児では，興奮していることが多い．歯根破折を伴う埋入は稀であり，歯冠がみえている場合で，動揺がない場合（＝歯根破折なし）は，エックス線写真撮影は必須ではないと考える．

II 外傷歯の治療

症例 2歳8か月の女児．前日転倒により上顎両側乳前歯が陥入した．全身疾患はなく，これまでの発育状況も良好．吸指癖のため上顎前突が顕著である．また，受傷部位に出血はないが，発赤，腫脹がわずかにみられるが動揺はない．

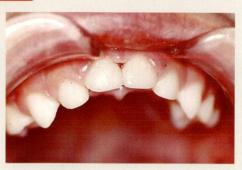

図31 初診時
の陥入．

ここがポイント
1. 年齢が2歳8か月
2. 受傷の翌日
3. 動揺はない

→

初期の対応
1. 経過観察
2. 隣在歯との位置関係の把握
3. 吸指癖に対する注意
4. 抗菌薬投与

❶ 解 説

年齢が2歳8か月であることは，歯根完成期であり歯髄壊死する可能性が高い．再萌出する可能性は高いが感染根管治療をする可能性が高いことを説明する．受傷から翌日のため歯の動揺はないが，動揺がないことは破折がないことの証明となる．

❷ 経過と予後

約5か月後（図32）．本症例では，翌日と1か月後に同部位を打撲し再陥入している．2か月後に変色が顕著になり，感染根管治療をしたが咬合位まで再萌出した．上顎前突が顕著な場合，外傷のリスクも高く，その後も数回受傷し歯冠歯根破折となった．

補足 陥入では，動揺度の確認が重要である．受傷直後に動揺がなくても，1週間以内に動揺がみられれば再萌出の兆候と考えてよい．

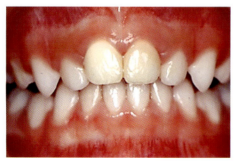

図32 約5か月後

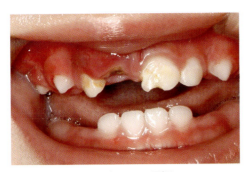

図33 初診時．1歳4か月男児
A|完全陥入例．

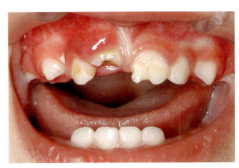

図34 10日後
歯冠の一部がみえている．

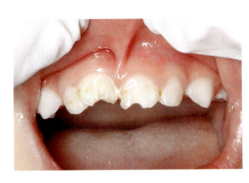

図35 3か月後
A|はA|と同程度まで再萌出した．

症例 その他の例

完全陥入例：約10日で歯冠がみえはじめ，約3か月で咬合位まで再萌出した（図33～35）．

❶ 処置のポイント

（1）やるべきこと

・**歯の状況を把握する**
　陥入の程度，動揺度，いつ負傷したか，歯根の形成度
・**親を落ち着かせる**
　乳歯の場合，完全陥入を含めて90％自然萌出する
・**次回来院時期を明確に指示する**
　適切な感染根管治療の時期を見逃す可能性がある
・**今後の展望を話す**
　永久歯への影響，感染根管治療の可能性について

（2）やるべきでないこと

・**復位しようとすること**
　不確実な位置に復位される可能性が高い．低年齢児では不協力の場合，整復中に脱離させてしまう可能性も高い．乳歯の完全陥入では年齢によっては，永久歯との位置関係を考慮し抜歯も考慮するが，図33～35の例もあり保護者に選択肢を与える．希望があれば，整復中の不慮の脱離等について，インフォームドコンセントを行ったうえで，整復することも選択肢の一つとしてもよい．

（楊　秀慶）

3 歯の挺出

1. 歯の挺出

症例 8歳9か月の男児．受診2時間前，友人と衝突して歯が飛び出たとのことで近医を受診したが，大学病院を紹介された．口腔外科から小児歯科に処置依頼があったため対応した（図36）．

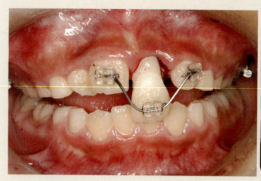
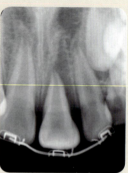

図36 初診時

ここがポイント
1. 年齢が8歳9か月
2. 脱臼の程度
3. 歯根の完成度

→

初期の対応
1. 除痛
2. ワイヤー除去
3. 整復・固定
4. 抗菌薬投与

❶ 解　説

　ほぼ完全脱臼状態であるが，矯正治療中であったことが奏功し，挺出にとどまった症例である．装着中のワイヤーは角ワイヤーであり，ブラケットのスロットとの間に隙間は少ないにもかかわらず挺出したことから，かなりの衝撃だったことが予想できる．整復したあとは安静に保つ目的からもONDU法に変更する必要はなく，スロットに対して細いワイヤーを屈曲し装着すれば生理的固定法となる．ただし，ワイヤーを正しく屈曲できない場合は，位置異常を引き起こすので注意する．歯根が未完成であることから，感染根管治療の時期を注意して見極める必要がある．

❷ 処置および経過（図37，38）

　除痛したあとで，慎重に装着中のワイヤーを除去し，歯列に沿わせて屈曲した直径の細

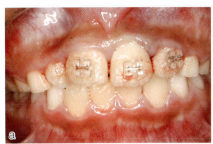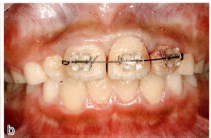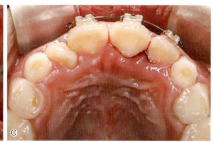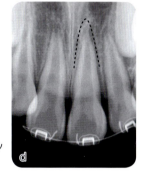

図37 整復・固定
a：ワイヤー除去・整復後．b：屈曲した細いワイヤー装着．c：舌側面観．d：整復固定後のエックス線写真．整復直後の|1 は歯槽窩（…）の中心にない．

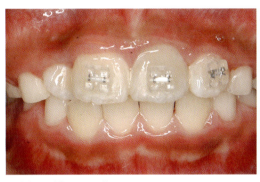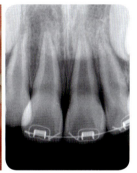

図38 受傷6週間後
|1 は歯槽窩の中心に位置している．

いワイヤーを装着した．舌側歯肉には出血がみられる．口腔内写真では，適切な位置に整復できているように思われるが，デンタルエックス線写真では挺出歯が歯槽窩の中心にないことがわかる（ワイヤーを使った固定についての注意はp.48以降参照）．

❷ 予 後

本症例の場合，初診から2週間後に再度衝突し，ワイヤーが変形したため再屈曲し装着した．たまたま矯正中だったため装置を利用した生理的固定を行ったが，受傷から6週間後（図38）に動揺が生理的動揺となり歯根吸収等もみられないため，矯正治療の再開は可能とした．デンタルエックス線写真では整復直後にくらべ外傷歯が歯槽窩の中心に位置していることがわかる．根尖の閉鎖が遅れているため，感染根管治療開始時期について慎重に診査する必要がある（p.146以降参照）．

（楊　秀慶）

4 歯の側方脱臼（転位）

1. 永久歯の側方脱臼（転位）

症例 11歳11か月の女児．受診2時間前，公園のシーソーで上顎前歯部を強打した．受診時，|1 の歯冠は唇側方向にほぼ水平に側方脱臼し周囲歯肉には裂傷がみられ，塗料と思われる異物が付着していた．また明確な露髄は認めなかったが，歯冠は近遠心隅角を含み1/3程度が破折していた（図39）．

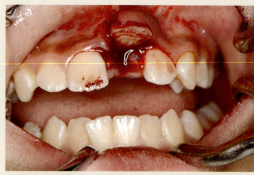
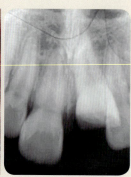

図39 初診時

ここがポイント		初期の対応
1. 年齢が11歳11か月 2. 脱臼の程度 3. 歯冠破折の程度		1. 除痛 2. 整復・固定 3. 軟組織の汚染物除去 4. 歯肉縫合 5. 抗菌薬投与

❶ 解 説

　非常にまれな唇側への側方脱臼であるが，受傷歯の動揺度は3度でほぼ完全脱臼に近い状態であった．年齢，エックス線写真から，すでに歯根完成期のため歯髄壊死する可能性が高い．4週間の生理的固定が推奨されているが受傷歯の唇側歯槽骨は複雑骨折していると思われるため，短期間の強固な固定を行うこととした．両隣在歯の変色等についても注意が必要である．

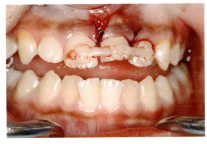
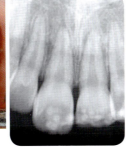
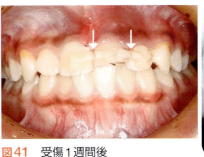
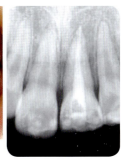

図40 整復固定後　　　　　　　　　　図41 受傷1週間後

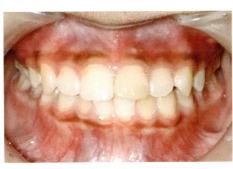
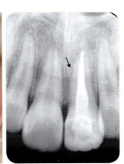

図42 受傷1年後

❷ 処置および経過

（1）整復固定後（図40）

　エラストメリックチェーンのリング間をレジンで固定．エックス線写真ではほぼ正しい位置に復位しているように思われるが，不確実なため強固な固定は短期にとどめる．

（2）受傷1週間後（図41）

　エラストメリックチェーンのリング間（→）のみバーで除去し生理的固定へ移行．歯根膜腔の幅はほぼ均一になっていた．根完成歯の完全脱臼時と同様に感染根管治療を開始し，受傷1か月で根管充塡，固定の除去を行った．

❷ 予　後

　受傷1年後（図42）．受傷歯歯根の近心部に若干の表在性吸収（→）がみられるが，歯根膜腔の幅は均等で予後は良好に経過している．

> **補足**　唇側への側方脱臼の場合，歯根は舌側に位置する．乳歯の唇側への側方脱臼では，歯根は舌側に脱臼する．永久歯胚の位置を考慮したうえで抜歯が適用になることもある．歯を保存できたことを予後良好と規定するなら，側方脱臼は統計学的にも予後は良好に経過する外傷であるため，的確な整復固定を行うことが重要なポイントである．

II 外傷歯の治療

症例 12歳男児，3日前クラブ活動中にボールがあたり <u>1|1</u> が舌側に側方脱臼した．口腔外科で唇側歯槽骨の複雑骨折と <u>|2</u> の縦破折（→）と診断され，整復固定された．以後の処置は小児歯科に依頼された．

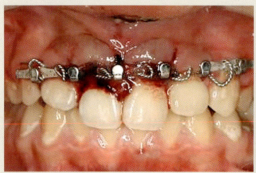
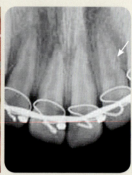

図43 初診時

ここがポイント
1. 年齢が12歳
2. 受傷後3日経過
3. 発赤・腫脹の程度

初期の対応
1. 固定方法の変更
2. 感染根管治療の可能性について説明
3. 定期的にエックス線写真撮影と歯髄診断の必要性

❶ 解　説

受傷後3日経過していたが，発赤と腫脹は持続していたため清掃性を向上させることと，側方脱臼では生理的固定法が推奨されているために固定方法を変更した．歯根完成期であるため，根管治療の可能性は説明しつつ，可及的に歯髄を残すことと，一方で定期的に受診する必要性を十分に認識させる．

❷ 経過と予後

（1）固定変更後（図44）

ONDU法で固定．エックス線写真ではほぼ正しい位置に復位しているように思われる．

（2）受傷1か月後（図45）

動揺が生理的動揺の範囲になったため固定装置を除去した．→に破折線がある．

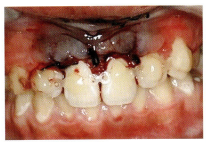
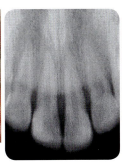
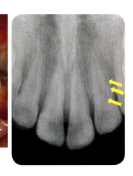

図44　受傷3日後（固定法変更）

図45　受傷1か月後
←部に破折線がみられる．

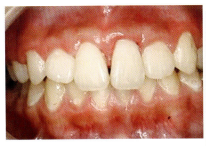
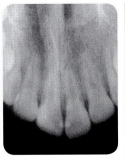

図46　受傷5か月後
変色，動揺等はみられない．

図47　受傷4年後
|1 に若干の変色はみられるが，その他の異常所見はみられない．

（3）受傷5か月後（図46）

動揺は生理的範囲．エックス線写真では異常所見はみられない．

（4）受傷4年後（図47）

動揺は生理的範囲．|1 に若干の変色はみられるがエックス線写真では異常所見はみられない．

> ◎歯髄診査について
>
> 　歯髄診査の開始時期については様々な見解があるが，受傷歯の歯髄は受傷から1か月程度不明瞭な反応を示すことが多い．外傷歯の予後は，歯髄診査以外に動揺の増加，エックス線写真による歯根膜腔の拡大・不整，歯根の形態の異常所見などでも診断できる．それらの変化を見逃さないために定期受診する必要性を認識させることが重要であり，歯髄の生死を診断することは優先事項ではない．特に歯根未完成歯に対しては歯髄保存の原則に従い不確実である電気的な刺激，温冷刺激など不必要な刺激を避け，可及的に外傷歯を安静に保つことが優先されると考える．

（楊　秀慶，林　陽佳）

2. 乳歯の側方脱臼（転位）

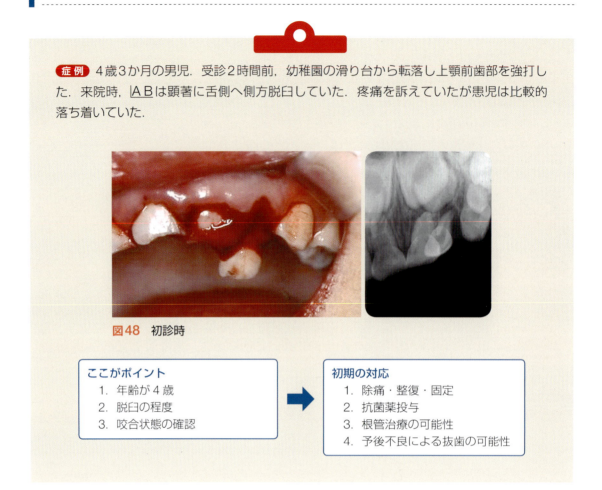

症例 4歳3か月の男児．受診2時間前，幼稚園の滑り台から転落し上顎前歯部を強打した．来院時，A|B は顕著に舌側へ側方脱臼していた．疼痛を訴えていたが患児は比較的落ち着いていた．

図48 初診時

ここがポイント
1. 年齢が4歳
2. 脱臼の程度
3. 咬合状態の確認

初期の対応
1. 除痛・整復・固定
2. 抗菌薬投与
3. 根管治療の可能性
4. 予後不良による抜歯の可能性

❶ 解　説

B|の舌側への顕著な側方脱臼であり，エックス線所見においても歯槽窩からの逸脱度が大きく抜歯を考慮したが，永久歯萌出まで4年程度かかり，空隙や審美性について考慮する必要があった．患児も比較的落ち着いており，保護者と相談の結果，整復を行った．受傷は広範囲に及んでおり，|A も震盪状態であり，乳歯歯根完成期のため臨在歯を含めて感染根管治療が必要となる可能性が高い．現在は4週間の生理的固定が推奨されているが，受傷当時のガイドラインでは明確に指示されておらず，受傷歯の唇側歯槽骨は複雑骨折していると思われるため短期間強固な固定を行うこととした．

❷ 処置および経過

（1）整復固定後（図49）

左側はエラストメリックチェーンのリング間をレジンで固定し，右側は通常のONDU法による生理的固定とした．エックス線写真において，|A の位置は歯槽窩の中心から逸

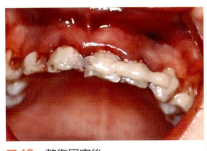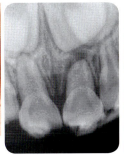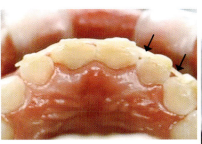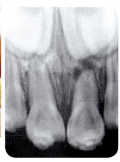

図49　整復固定後
　右側は通常のONDU，左側は歯間のエラストメリックチェーンにレジンを添加した．

図50　受傷2週間後
　→部のレジンを削除し，生理的固定に再変更した．

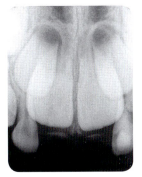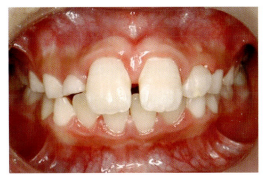

図51　受傷2年後

図52　受傷4年後
　B̲は自然脱落し，2̲に異常所見はみられない．

脱している．

(2) 受傷2週間後（図50）

　受傷1週間後にエラストメリックチェーンのリング間のみバーで除去し，生理的固定へ移行．A̲の歯根膜腔の幅はほぼ均一になっていた．B̲は変色がみられたため感染根管治療を行った．受傷1か月後にA̲|A̲とも変色のため感染根管治療を開始した．

❸ 予　後

(1) 受傷2年後

　B̲の歯根近心部に表在性吸収がみられるが，歯根膜腔の幅は均等で予後は良好に経過している（図51）．

(2) 受傷4年後

　すべての受傷歯A̲|A̲B̲は異常所見なく，永久歯に交換した（図52）．

> **補足**　歯冠が舌側に転位した側方脱臼の場合，後継永久歯の歯胚に対する影響は少ない．また交換まで4年程度必要であることを考慮し，本症例では保存することとした．適切に処置することにより，側方脱臼の予後は良好に経過する．

症例 3歳1か月の女児，受傷転倒によりが舌側に転位しており，咬合できないことを主訴に来院．患児は比較的落ち着いているが，著しい疼痛と出血，発赤，腫脹がみられた．以前も前歯をぶつけて位置がずれたが，自然に治ったとのことであった（図53）．

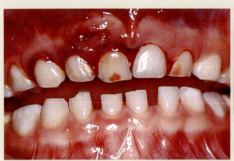
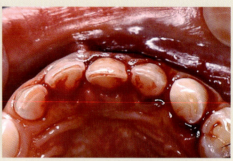

図53　初診時

ここがポイント
1. 年齢が3歳
2. 広範囲の受傷と側方脱臼
3. 咬合状態の確認

初期の対応
1. 除痛
2. 整復・固定
3. 抗菌薬投与
4. 根管治療の可能性

❶ 解　説

　複数歯の側方脱臼により，咬合不全になっていたため除痛し整復を行った．歯肉の裂傷による出血している部位のみに注視しがちであるが，隣在歯にも変色の可能性があることを示唆し定期的に受診することの重要性を認識させる．広範囲に及ぶ複数の外傷歯の固定は困難であるが，ONDU法を用いれば簡便である．処置当時は短期間の強固な固定が主流であり，患児も落ち着いていたためシーネを作製し接着した．

❷ 処置と予後

（1）固定後

　整復後に受傷歯にビニールをかぶせて印象採得し，シーネを作製して接着した（図54）．

（2）受傷3日後

　清掃性，審美性を考慮しシーネを除去しONDU法に変更した（図55）．
※シーネは薄い材質の物を使用すれば簡単に除去できる．

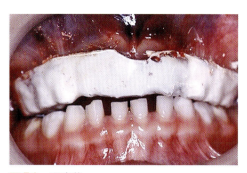

図54 固定後

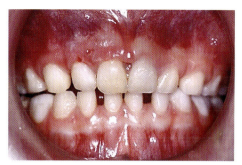

図55 受傷3日後
ONDU法に固定を変更した．

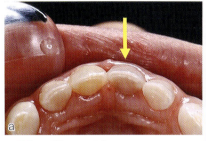

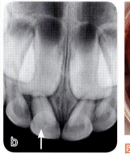

図56 受傷1か月後
a：側方脱臼部隣の|A は変色顕著で根管治療した．b：側方脱臼した A|は歯髄腔狭窄がみられるが，受傷1か月でこの所見は考えにくい．

図57 受傷3年後

（3）受傷1か月後

動揺は生理的範囲となり固定を除去したが，転位していない|A に変色がみられたため感染根管治療を開始した（図56a）．エックス線所見では側方脱臼した A|の歯髄腔狭窄（図56b→）がみられた．過去の外傷が歯根完成期前に起きた可能性を示唆している．

（4）受傷3年後

B|は変色のため感染根管治療を行ったが，同様に側方脱臼した|Cの予後は良好に経過した．その他の異常所見はみられず，乳中切歯は中切歯へと自然に替わった（図57）．

> **◎歯冠変色について**
>
> 歯の外傷では，破折や位置変化などで顕著に外観が変化している歯のみがピンポイントで受傷していることは稀で，本症例のように隣在歯が多少なりとも損傷していると考えたほうがよい．受傷1か月程度から変色が顕著になることを保護者等に示唆することが重要である．根未完成期に受傷すると歯髄腔が狭窄し黄色に変色（石灰化変性）することもあり，この場合は根管治療の必要はない．赤褐色になったあと稀に白色に戻る例も報告されているが，その要因は究明されておらず，どのくらいの期間でそのように変化するのかは明確でない．臨床症状がないからとの理由で根管治療を行わない確固たる理由とはならないのである．

3. 側方脱臼の整復法

　日本小児歯科学会は，歯の外傷のうち脱臼は乳歯の約65％，永久歯の約50％に起こり，初期の対応が予後に影響を及ぼすことを報告している．

　日本における歯の外傷に関する教育について鑑みると明確に位置づけられているが（p.178以降参照），卒前教育においては適切な実習模型が存在せず，歯の外傷の患者を均等に配分することは不可能であり，また卒後においても書籍等で知識を得ているのが現状である．そこで，筆者らは研修歯科医師および開業歯科医師に対して歯の外傷（脱臼）に関する認識について調査し，陥入，完全脱臼にくらべ，側方脱臼に関する状態の説明，処置法に関する知識は有意に低く，また調査対象者の80％は模型実習が必要であると考えていることを，日本歯科医学教育学会およびIADR年次総会において示してきた．

　側方脱臼は，乳歯，永久歯をあわせて歯の外傷のうち約10％の頻度で発生するとされるが，側方脱臼の整復は，状態に関する知識と技術が必要であるものの，前項で示したとおり正しく理解し適切な対応により予後が良好に経過することが示唆されている．

　調査に参加した歯科医師のほとんどが模型実習の必要性を考えていること，また歯の外傷，特に側方脱臼に関する知識と技術の習得を企図し，歯の外傷に関する歯科医学教育の充実を目的として，外傷歯の整復を行える実習用模型を新規開発した（特願2014-125118）．

　開発した模型を用いて側方脱臼の整復法について解説する．

❶ 整復の手順・注意事項

（写真の模型：株式会社ニッシン製・可動式側方脱臼歯整復模型DX-7，1601-U，定価11,000円）

① 歯冠が舌側に脱臼している場合は，咬合不全となるため整復をする．乳歯の歯冠が唇側に側方脱臼した場合は後継永久歯の歯胚位置を考慮し抜歯を考慮する（図58）．
② 側方脱臼（歯冠が舌側に転位した場合）は，①根尖部が歯槽骨を乗り越えていること，②歯根に破折した歯槽骨が付着してることが特徴である（図59）．
③ 歯冠を咬合面方向に指か鉗子で牽引すると同時に，根尖部を指で押し上げるイメージで力を加える（図60）．

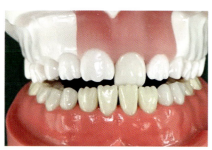

図58　側方脱臼の場合の多くは，咬合不全で来院する

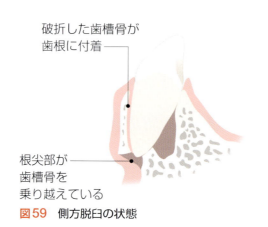

図59　側方脱臼の状態

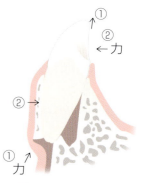

図60　整復時は①→②の順に力を加える

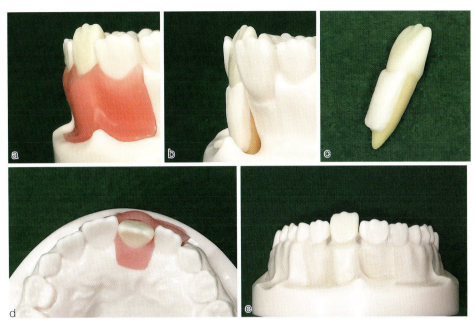

図61　a：側方脱臼により歯肉が膨隆，b：歯肉内部，c：脱臼歯には歯槽骨の一部が付着，d：咬合面観，e：患者説明用透明歯肉

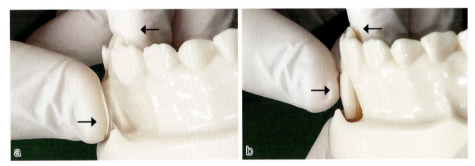

図62　根尖が歯槽骨を乗り越えているため，→方向に力を加えるだけでは整復されず，根尖に損傷を与える

④側方脱臼時の歯肉の膨隆を再現した（図61a）．

⑤側方脱臼時の外傷歯と歯槽骨の関係を再現した（図61b）．

⑥外傷歯（図61c）．図59のように歯根の表面に歯槽骨が一部付着している様子を再現した．

⑦咬合面観（図61d）．外傷歯の舌側に歯肉を付加することにより外傷歯の動揺を再現した．

⑧歯肉部分が透明なものは患者説明用に使用できる（図61e）．

⑨図59のように，根尖が歯槽骨を乗り越えているため唇側から押すだけでは整復されない（図62a）．

⑩歯肉内部の様子．歯槽骨が障壁となり，唇側から押すだけでは根尖が損傷する（図62b）．

⑪歯冠を把持し咬合面方向にわずかに牽引する．この時，同時に唇舌側の根尖付近を軽く押し上げるように補助する（図63a．図63bは側方観．牽引中は唇側から脱臼

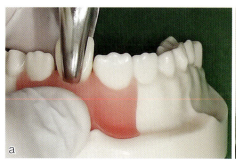
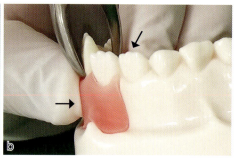

図63　a：鉗子または手指でわずかに牽引する．b：唇側からは歯肉を軽く指で支える

図64　根尖が歯槽骨を乗り越える状態

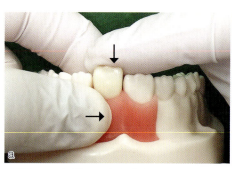
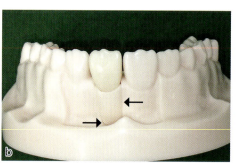

図65　a：切端から根尖方向に軽く押したあと，頬側から歯槽骨を押す．
　　　b：脱臼歯に付着した歯槽骨も整復時に復位される（←）

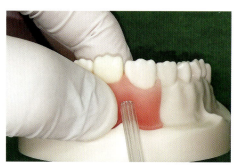
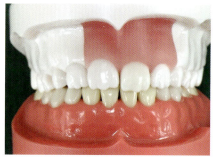

図66　受傷歯肉周囲の洗浄は必ず歯頸部から切端部の方向へ

図67　咬合が回復したら，すぐに生理的固定を開始する

　　歯を支えるだけでもよい）．
　　＊最重要ポイント：低年齢で不協力の場合は完全脱臼させないように留意する．除痛は的確に行う．
⑫　根尖が歯槽骨（←）を乗り越える様子（歯肉内部の状態，図64）．
⑬　根尖が歯槽骨を乗り越えたら，根尖方向へ歯冠を軽く押し（↓），唇側から破折した歯槽骨を押す（→）（図65a）．
⑭　側方脱臼歯が正しい位置に復位された様子．破折した歯槽骨（←），根尖部（→）とも正しい位置に整復されている（図65b）．
⑮　外傷歯周囲を歯頸部から歯冠方向へ洗浄する．再植した場合は，洗浄中に脱離しないように特に洗浄方向に留意する（図66）．
⑯　咬合を確認し固定（p.48以降参照）を開始する（図67）．

（楊　秀慶）

5 歯の完全脱臼

1. 永久歯の完全脱臼

症例 12歳2か月の女児．転倒により 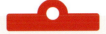が脱落し，脱落から3時間後に来院した．脱落歯は受傷から20分後に牛乳中に保管されていた．患児の意識は清明である．脱落した歯槽窩は血餅で満たされていた．咬合は上顎前突で隣在歯である|1 は軽度の動揺を認めた（図68）．

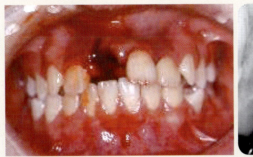
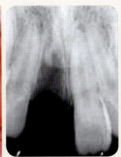
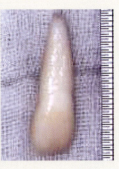

図68 初診時

ここがポイント
1. 患児の意識の問題の有無
2. 脱落してからの時間
3. 脱落歯の保管状況

初期の対応
1. 脱落歯の歯根膜の活性が保持されているため，速やかに再植する

　歯の外傷を診察する際は，まずは頭部損傷による症状がないかを確認することが最優先となる．その後，全身状況，脱落した場所，脱落してからの時間，脱落歯の保存状況等を聴取する．

　再植の予後は，脱落してから再植までの時間が短いこと，また脱落歯の保管媒体や状況により大きく左右される．脱落から30分程度，または市販されている歯の保存液や冷たい牛乳中に保存されていれば，再植に耐えうるだけの歯根膜線維の活性は保持される．脱落の連絡をもらった際は，慌てずに脱落した歯槽窩からの出血に対し，清潔なガーゼ等で圧迫止血を促す．脱落歯は歯冠部を把持し歯根部に触れないようにして，適切な保存媒体に浸漬して，速やかに歯科を受診するように指示することが重要となる．

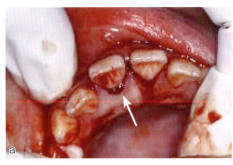
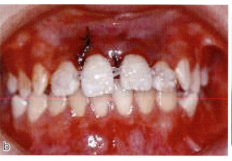
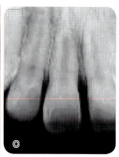

図69 初診時の対応
a：歯槽窩を生理食塩水で洗浄後，脱落歯の歯冠部を把持して再植する．b：エラストメリックチェーンとフロアブルレジンを使用し生理的な固定をする．固定後は歯冠部唇側に手指をあてがい，咬合を確認する．c：術後はエックス線写真で再植歯の歯根膜腔に偏りがないかを確認する．

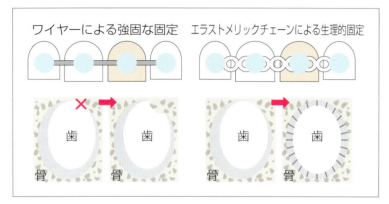

図70 ワイヤーとエラストメリックチェーンを用いた固定の模式図
　右図のようにエラストメリックチェーンを用いると，再植歯が歯槽窩から逸出しない範囲で自由に動くことで，歯根膜線維の再生を促す．

❶ 初診時の対応

　牛乳中に保管されていた脱落歯を生理食塩水中で洗浄した．脱落した歯槽窩を生理食塩水で洗浄した後，脱落歯を歯槽窩に再植し，エラストメリックチェーンとフロアブルレジンを用いて生理的固定を行った（図69）．
　ワイヤーによる強固な固定（図70左）は，脱落歯を歯槽窩内の任意の場所で固定するため，長期間固定すると骨性癒着が生じやすくなる．一方，エラストメリックチェーンを用いた生理的固定（図70右）は，脱落歯が歯槽窩から逸脱しない範囲で自由に動くことにより歯根膜線維が再生を促し，咬合機能圧に合わせた歯槽窩内の位置を脱落歯自らが決定する．再植前に歯髄処置は行わず，初診時はあくまで歯根膜の再生を最優先に対応することが重要となる．

❷ 処置および経過

（1）再植1週後

　再植歯の歯髄を除去し，炎症性外部吸収を停止させる（図71）．歯根完成歯では再植後

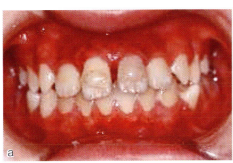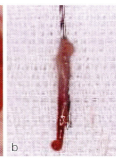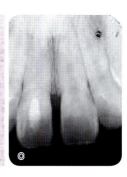

図71　再植1週間後
a：再植歯を抜髄し水酸化カルシウムを貼薬後に固定を切断する．b：クレンザーを2本結うようにして一塊として摘出した歯髄．c：水酸化カルシウムの根管貼薬後のエックス線写真．

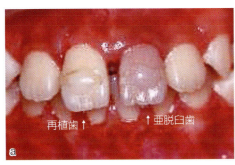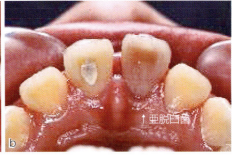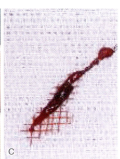

図72　再植3週間後
a, b：亜脱臼した|1 に歯冠の変色（唇側および舌側）を認める．c：摘出した|1 の充血した歯髄．

に断裂した歯髄が再生する可能性は低く，また，外傷による再植は，診療室で行う移植と違い感染要因を排除することができない．このケースでは，脱落歯が歯槽窩内で保持可能となった段階（再植後1～2週）で，再植歯の歯髄を一塊で除去し，水酸化カルシウムを根管貼薬した．歯髄処置は固定された状態で行い，処置後に固定を除去する．

　根未完成歯であれば，エックス線写真所見で炎症性歯根吸収の発現を確認しながら歯髄処置の介入時期を決定することでも構わない．

(2) 再植3週後

　亜脱臼した隣在歯の歯冠部が変色する（図72）．再植歯に目がいきがちであるが，隣在歯にも不可逆的な変色が生じたため，壊死した歯髄を一塊で除去した．

(3) 再植3か月後

　再植歯ならびに隣在歯の根管充塡を行った（図73）．水酸化カルシウムの根管貼薬から3か月経過した段階で，再植歯の骨植に問題はなく，炎症性歯根吸収の発現がないことを確認した後，ガッタパーチャ・ポイントにて根管充塡を行った．水酸化カルシウムの長期根管貼薬は歯質を脆弱化させ，破折を促すことから，歯根吸収の進行停止を確認後は速やかに根管充塡を行う．修復は歯冠部をレジン充塡したが，ファイバー・コアで歯根部を補強しても構わない．

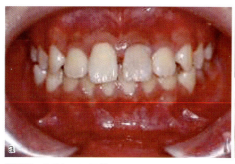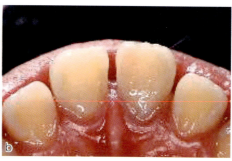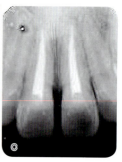

図73 再植3か月後
a，b：1|1の根管充塡後，光重合レジンで修復した．c：エックス線写真で再植歯の歯根に炎症性吸収がないことを確認した．

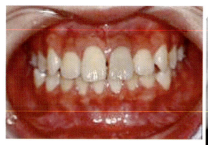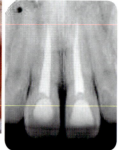

図74 予後（1年4か月後）

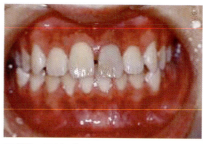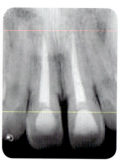

図75 予後（2年8か月後）

❸ 予　後

　1年4か月後（図74），および2年8か月後（図75）．再植歯では水酸化カルシウムの根管貼薬により炎症状吸収は認めないが，歯根膜の損傷は避けられず，骨性癒着を伴う置換性吸収が緩徐に進行している．発育期に骨性癒着が生じると，歯の萌出は阻害され，経時的に歯の低位化を示すようになるので注意が必要である．

2. 乳歯の完全脱臼

症例　3歳1か月の女児．転倒よりが歯槽窩より脱落し，ただちに近医を受診した．歯科医師の指示により脱落歯を牛乳中に保存した状態で，受傷より1時間後に当科を受診した．患児の意識は清明である．脱落した歯槽窩は血餅で満たされており，止血していた．隣在歯には動揺は認めなかった．エックス線所見では，は脱離しているが，歯槽窩壁に明らかな骨折は認めなかった．

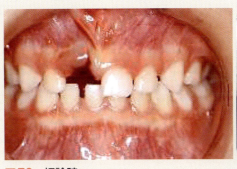
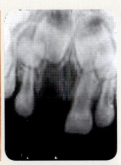
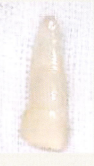

図76 初診時

ここがポイント
1. 脱落歯の保管状況
2. 脱落したのは歯根完成乳歯
3. 後継永久歯は形成途上

初期の対応
1. 乳歯の再植は原則禁忌とされる（ただし，歯根膜の活性があれば後継永久歯への影響を考慮した上で再植を検討する）

　患児は年齢が3歳で，脱落したは歯根が完成していた．乳歯の再植は，後継永久歯に影響を及ぼす可能性があるため原則禁忌とされている．しかし，再植しなくても，乳歯が脱離した時点で既に後継永久歯への影響はある程度は避けられない．乳歯でも歯根膜の活性が保持されていれば，永久歯と同様に再植により歯を保存することも可能である．その際は保護者に後継永久歯への影響について予め了承を得ることが不可欠となる．

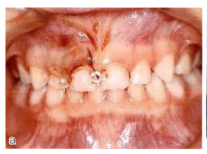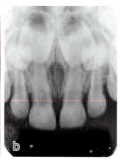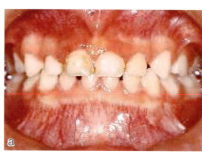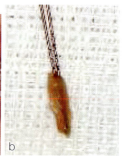

図77 初診時対応
a：脱落歯を再植後，エラストメリックチェーンとフロアブルレジンを使用し生理的な固定をする．b：術後はエックス線写真で歯根膜腔に偏りがないかを確認する．

図78 再植9日後
a：再植歯を抜髄し水酸化カルシウムを貼薬後に固定を切断する．b：クレンザーを2本結うようにして一塊として摘出した歯髄．

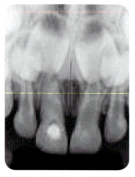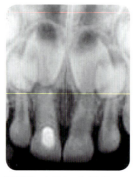

図79 再植2か月後
A|に炎症性吸収は認められない．

図80 再植4か月後
A|に一部表在性吸収を認める．

表2 上顎乳中切歯の外傷を治療する際に必要な目安

上顎乳中切歯	萌出開始 歯根完成 歯根吸収開始 脱落・交換	生後10か月 1歳6か月 4歳 7歳
上顎中切歯	歯冠完成 萌出開始 歯根完成	5歳 7歳 9〜10歳

←歯根安定期（1歳6か月〜4歳）

❶ 初診時対応

生理食塩水で歯槽窩を洗浄後，脱落した乳歯を再植し，エラストメリックチェーンとフロアブルレジンを用いて両隣在歯と生理的固定を行った．再植後のエックス線所見では，脱落歯は元の歯槽窩に再植されている（図77）．

❷ 処置および経過

（1）再植9日後

再植歯は歯根完成乳歯のため歯髄は再生する可能性が低く，早期に壊死した歯髄を除去し水酸化カルシウムを根管貼薬したあと，固定を除去した（図78）．

（2）再植2か月後，4か月後

再植2か月後のエックス線写真所見（図79）と4か月後のエックス線写真所見（図80）．乳歯の外傷の多くは上顎乳中切歯である．このため，萌出から脱落まで，時期，後継永久歯の形成時期を予め把握しておくことが需要となる（表2）．

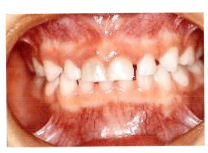 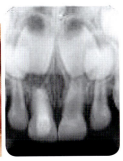 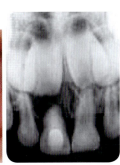

図81　再植後9か月
　A|は対象歯|Aに比べ根尖部で吸収が認められる．

図82　再植後2年4か月
　A|の吸収は進行しているが，口腔内で機能している．

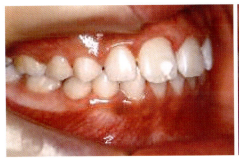 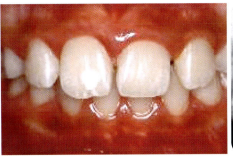 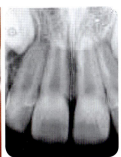

図83　後継永久歯交換後（9歳7か月）
　1|の歯冠部切端より1/3のところで表面が平滑な白濁を認めた．根尖は完成している．

（3）再植9か月後（3歳10か月）

　再植歯の歯冠部唇側はわずかに変色していた．前歯部の歯間空隙は左側に比べ再植した右側で狭くなっていた．エックス線写真所見では根尖部の吸収を認めた（図81）．

（4）再植2年4か月後（5歳5か月）

　下顎前歯部の歯間空隙の増大に伴い上顎前歯部の歯間空隙の左右差が顕著となる．エックス線写真所見では歯根部は1/2程度吸収を認めた（図82）．

（5）後継永久歯交換後（9歳7か月）

　再植した乳歯の後継永久歯の歯冠部切端より1/3のところに白濁を確認した（図83）．表面の性状は滑沢である．乳歯の再植の有無にかかわらず，乳歯の受傷により後継永久歯の形成不全等の後遺症が生じる可能性があることを，乳歯の再植時に保護者に説明し同意を得てから処置を行う必要がある．

II 外傷歯の治療

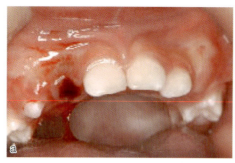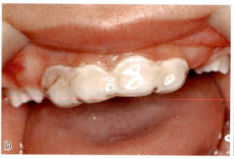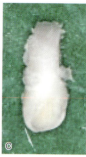

図84　初診時
a：1歳6か月で転倒しB|が脱落した．b：前歯部のシーネを作製しグラスアイオノマーセメントで合着した．
c：脱落したB|は歯根未完成歯で歯根周囲には厚く歯根膜が付着していた．

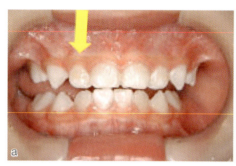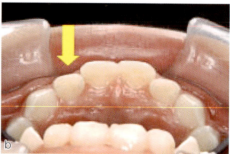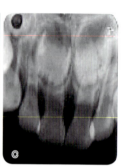

図85　6カ月後
a，b：再植したB|は口腔内で生着し乳歯列として機能している．c：歯根未完成歯のため歯髄は除去していないが，炎症性吸収はみられない．

❸ 低年齢で固定源がない脱落乳歯の固定

　1歳前後で隣在歯との固定ができない症例では，再植後に印象採得してシーネを作製し，セメント合着して固定することもある（図84）．

　再植から6か月経過し，脱落したB|は口腔内で生着し，乳歯列として機能している（図85）．

（白瀬敏臣）

II 外傷歯の治療

5 外傷時対応に苦慮した症例

1 再植歯に炎症性吸収が起こった場合

症例 8歳の女児．転倒によりが完全脱臼したため再植された．再植後1か月には疼痛，動揺はなかったとのこと．患者の都合もあり受傷から5か月後に歯の動揺が主訴で来院したのでデンタルエックス線撮影をしたところ，歯根表面の形態が不整となっていた（図1）ため対応を依頼された．

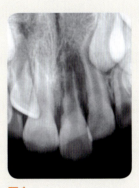

図1

ここがポイント
1. 外傷歯の経過は顕著な臨床症状がなくても定期的に経過を追う
2. 歯根未完成

➡

初期の対応
1. 炎症性吸収の進行を遅滞もしくは停止させるために根管治療を行う
2. 根尖を閉鎖させるための処置を考慮する

❶ ポイント

歯の外傷は，すぐに経過が良好と判断せずに定期的な受診を勧め，経過を追うことが重要である．

❷ 来院までの経過

再植後スーパーボンドで固定していた（図2）が，受傷1か月後（図3）固定が外れた．動揺は軽減していたため治癒傾向にあると判断したが，歯根は未完成であり脈管系の再生が見込めるが必要に応じて根管治療をすることは伝えたとのこと．

受傷1か月後（図3），歯根表面部にすでに歯根吸収がみられる．

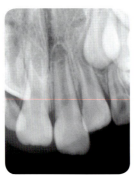 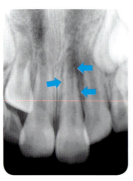 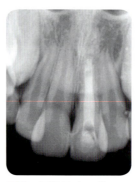 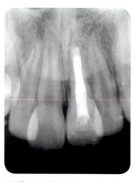

図2　再植後スーパーボンドで固定

図3　受傷1か月後
　　　→の歯根には吸収がみられる．

図4　根管治療開始から17か月

図5　根管治療開始から4年後

❸ 経　過

（1）根管治療開始から17か月（図4）

　受傷歯の隣在歯の所見にも注視すべきであるが，1|の根尖は異常所見なく閉鎖し，切縁の位置も受傷歯と同等の萌出状態となった．受傷歯には2, 3か月おきにカルシペックスを交換した結果，炎症性吸収は停止し歯根の伸長はなかったが，根尖の閉鎖がみられた．

（2）根管治療開始から4年後（図5）

　根尖閉鎖以降は6か月ごとに貼薬交換を行っていたが，動揺度，歯根形態に安定がみられたため垂直加圧根管充填を行った．

> **補足**　歯の外傷では，臨床症状が良好となると患者も安心し，歯科医師が通院を指示しても来院が途絶えることもある．適切な対応を行えば，本症例のように（不慮の）予後不良の状態からリカバリーすることも可能であるが，症状が悪化することを防ぐことが最優先である．本症例や巻頭のフローチャートを有効に活用していただき，痛み等がなくても定期的に受診させることが重要である．

2 受傷部位が不明確な場合の対応

> **症例** 13歳の女児．クラブ活動中に衝突し歯の位置がずれたとのこと．近医からの紹介で3日後に来院した．痛みは治まったが，以前の歯の位置が患児，保護者とも不明で|1 が前に出たような気がするとのこと（）．受傷した 1|1 はう蝕による顕著な実質欠損がみられた．

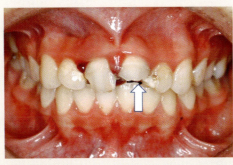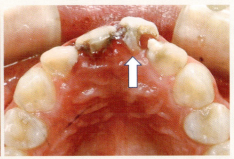

図6 初診時
舌側面観では，|1 が唇側に側方脱臼したようにみえる．

ここがポイント	初期の対応
1. 動揺度を確認 2. 受傷から3日経過	1. エックス線写真撮影し，歯と歯槽窩の位置関係を確認する 2. 整復固定を行う

❶ ポイント

受傷直後でない外傷歯は，本症例のように受傷前の状態を明確に覚えていないこともまれにあるので，エックス線写真や動揺度，打診などで診査し，客観的に判断する．

❷ 処置と経過

（1）整復前

デンタルエックス線写真より，1| の根尖の位置と歯槽窩の位置が一致していないことがわかる．このような状態は，側方脱臼における典型的なものとして各ガイドラインにも提示されている（）．

（2）整復直後

受傷から3日経過して歯が脱臼したまま疼痛は消退し，発赤，腫脹は治癒過程にあると思われるが，受傷歯には動揺がみられることから整復を行った（図8）．

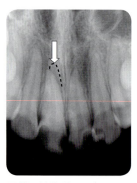

図7 整復前のデンタルエックス線写真
破線は歯槽窩の位置.

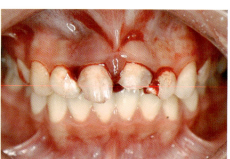

図8 整復直後

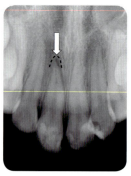

図9 整復直後のデンタルエックス線写真
歯根は歯槽窩の中心に復位している.

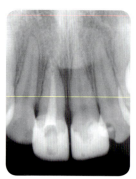

図10 受傷2か月後
歯根膜の幅は均一になっている.

　デンタルエックス線写真より，根尖がほぼ歯槽窩の形態と一致した位置に復位されている（図9）.

（3）受傷2か月後

　う窩が大きく受傷歯は抜髄となったが，歯根膜腔の幅は一定となり予後は良好に保たれている（図10）.

> **補足** 前歯にもかかわらずう蝕を放置したままの患者であり，あまり歯に対して関心がないのか，受傷前の状態があいまいな症例に遭遇した．本症例にかかわらず，一般的には受傷前の歯の位置を正確に把握しているほうがまれであることを認識し，エックス線写真などで客観的に診断を下し，的確な処置を施してほしい．

（楊　秀慶）

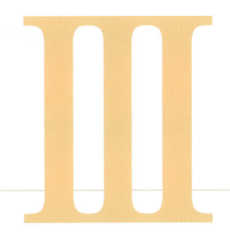

外傷歯のその他の治療法
(抜歯や歯髄除去を行う前に)

III 外傷歯のその他の治療法（抜歯や歯髄除去を行う前に）

1 脱落歯の再植にみる外傷歯治療の変遷

1 以前の脱落永久歯の再植

　再植歯では，術後に歯根吸収がみられることがある．30年以上前になるが，筆者が学生だった時代には，脱落歯は口腔外で抜髄されたあとワイヤーで強固に固定され，多くの症例で骨置換性吸収（以後アンキローシス，後半に詳細記述）を起こし，長期的な予後は期待できなかった．再植歯は5年もてばよいといわれていた．症例1（図1）の患者は16歳の男子で，外傷で脱落した1と2を口腔外で抜髄根管充填されてから再植，ワイヤーで強固に固定された．7か月の経過観察時にアンキローシスが認められた．18か月後の経過観察時に炎症性の外部吸収もみられたので，再根管治療を開始し，水酸化カルシウムを貼薬した．破歯細胞の活性は，水酸化カルシウムの強アルカリにより抑えられ，その後の歯根吸収が抑制された．

2 現在の脱落永久歯の再植

　近年は，生着の可能性のない脱落歯根完成歯のケースでも，口腔外で抜髄することなく，歯根膜の活性を優先し，一刻も早く抜歯窩に再植する．その後，可動性をもった固定を行うことにより，アンキローシスを起こさなくなり，長期的な予後が期待できるようになった．症例2（図2）の患者は18歳の女性で，顔面をスノーボードで強打し，1が脱落した．脱落歯は30分間口腔内に置かれたのち，牛乳中に移され，150分後に再植された．エラストメリックチェーンとスーパーボンドのクリアを用いて可動性をもった固定を行うことにより，アンキローシスを起こさず，10年良好に経過している（なおp.72からp.78までの複雑性歯冠歯根破折の症例と同一患者であり同時発生である）．

　一般的に外傷により脱落した歯の再植を行う場合，脱落してから1時間以上経過した歯では歯根の外部吸収を起こしやすく，予後不良になりやすい．しかし，症例2では2時間半経過してから再植されたにも関わらず歯根外部吸収をほとんど起こさなかった．これは牛乳中への浸漬など適切な対応により歯根膜の活性が保たれたためと推測される．本症例では歯根膜は，脱落によりほぼ中央で離断し，半分が抜歯窩に，半分は歯根表面に付着した状態であった．再植後の生存率に影響を及ぼすのは歯根に付着した歯根膜である．した

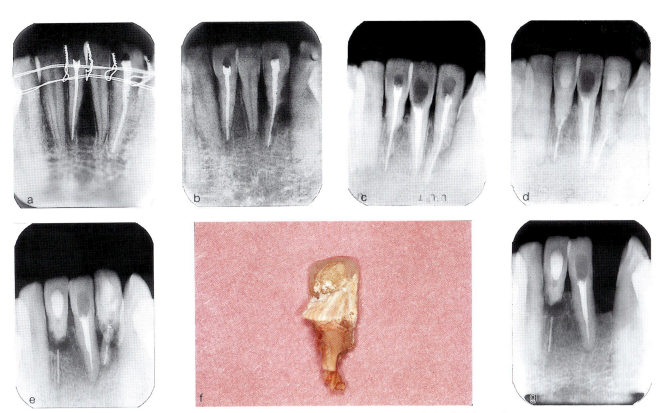

図1 症例1：口腔外で抜髄根管充塡後に再植強固に固定された脱落歯根完成永久歯（16歳男子）
〈図1a~f：（長野県開業内山英樹先生）のご厚意による〉

a：紹介元初診時のエックス線写真（16歳男性）．脱落した$\overline{1}$と$\overline{2}$が口腔外で抜髄根管充塡されてから再植，強固に固定された状態で来院．
b：7か月後のエックス線写真．アンキローシスを認める．
c：18か月後のエックス線写真．アンキローシスに遅れて炎症性歯根吸収を認める．可及的にガッターパーチャを除去し水酸化カルシウム塡塞開始．
d：$\overline{1}$と$\overline{2}$再植後5年のエックス線写真．再植後18か月から貼薬されている水酸化カルシウムにより歯根吸収が抑制されている．
e：再植後8年9か月のエックス線写真．炎症性歯根外部吸収の進行が認められる．
f：抜去した$\overline{2}$の近心舌側面観．
g：再植後11年2か月のエックス線写真．$\overline{1}$の吸収部とポケットの交通はない．

がって，再植するまで歯根表面に付着した歯根膜の活性を保つことが最重要ポイントである．

3 脱落永久歯再植時に起こる歯根吸収

　再植の際には脱臼により歯髄および歯周組織に損傷が加わると，いろいろなタイプの歯根吸収が出現する．そのときに起こりうる歯根外部吸収は，三つのタイプに分類することができる．
　再植歯では，脱臼により限局的に歯根膜やセメント質が損傷を受け，それに対する反応として表面吸収が起こっていると考えられている．表面吸収の多くは大きさが小さく，

III 外傷歯のその他の治療法（抜歯や歯髄除去を行う前に）

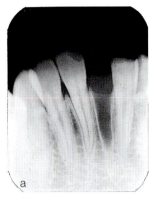
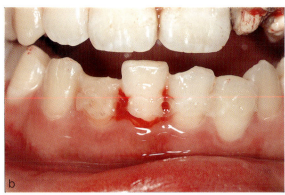
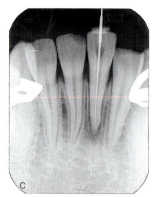
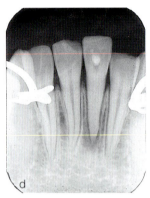
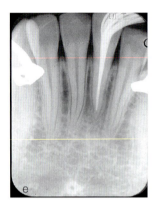
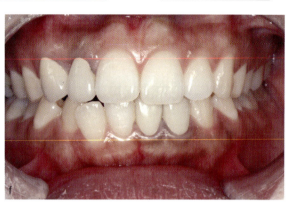
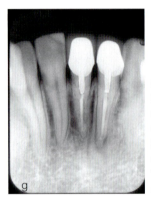

図2 症例2：脱落後150分で再植された脱落歯根完成永久歯（18歳女性）
（a，b：長野県開業の内山英樹先生のご厚意による）

a：1̅が脱落した状態のエックス線写真．脱落後2時間以上経過して来院．
b：脱落した1̅を再植．エラストメリックチェーンのクリアで可動性をもたせて固定した．
c：再植後8日．日本歯科大学附属病院初診．根管長測定時のエックス線写真．
d：再植後8日．水酸化カルシウム貼薬後のエックス線写真．根管の走行が確認できないほど密に水酸化カルシウムが貼薬されている．
e：再植後15か月．根管充填直後のエックス線写真．根尖手前まで緊密に根管充填されている．
f：再植後10年5か月の口腔内写真．異常所見なし．
g：再植後10年5か月のエックス線写真．根尖の吸収は見られず，経過良好である．

エックス線画像上で確認することはできない．しかし，表面吸収は通常，進行することはなく自然に治癒する．

歯槽骨と歯根が直接接触し，歯根が吸収し徐々に骨に置き換わる現象をアンキローシスと呼ぶ．歯根膜腔の消失と進行性の歯根吸収が典型的なエックス線所見である（症例1，3）．しかし，アンキローシスをエックス線画像上で確認できるのは子供でも再植後4か月以上要するといわれている．臨床的には打診で金属音を呈する．若年時にアンキローシスを起こした歯は萌出がそこで停止するため，成長とともに低位歯となる（症例3；図3b，c）．

骨内では，通常，破骨細胞と骨芽細胞のカップリング現象と呼ばれる相互作用で骨のリモデリングが行われている．脱落歯の再植時などに，歯根膜組織が消失した歯根表面では，肉芽組織が形成され破歯細胞が出現し，歯根が吸収する．その後，骨のリモデリングがその吸収窩まで及び，アンキローシスとなる．すなわち，歯根膜が失活した歯根表面に

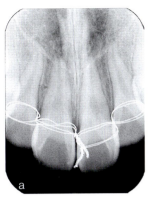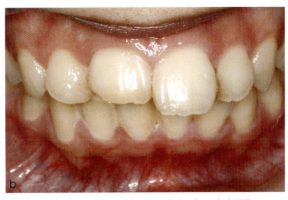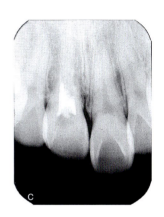

図3 症例3：若年時の再植後に起こったアンキローシスによる低位歯（12歳女児）
a：1|再植直後のエックス線写真．
b：再植後8年の口腔内写真．若年時にアンキローシスを起こした 1|が低位歯となっている．
c：再植後8年のエックス線写真．アンキローシスが進行しているが，歯周ポケットと根尖の交通はみられない．

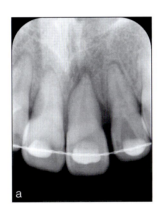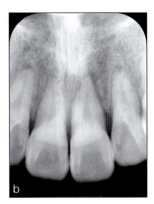

図4 症例4：外傷による歯根外部吸収（35歳男性）
a：本学附属病院初診時のエックス線写真（受傷後1か月）．
|1 と|2 が離開していたため，矯正治療開始．
b：受傷後4か月のエックス線写真．|2 の離開は治ったが，上顎4切歯の根尖に炎症性歯根外部吸収を認め，根管治療を開始．

　骨組織が接触すると，歯根は骨のリモデリングに取り込まれてしまう．
　アンキローシスの速度は生体のリモデリングの速度に比例すると考えられる．すなわち子供ほどアンキローシスの速度は速く，成人ではその進行速度は遅くなる．成人におけるアンキローシスは，臨床的に再植後1年以上経過しないとエックス線画像上で発見することは難しい．
　外傷歯において，歯根膜の部分的なダメージのみや，歯髄壊死のみでは炎症性吸収は生じない．歯根膜が欠落した歯根表面に破歯細胞が付着してセメント質が吸収され，象牙質が露出する．そして，歯髄壊死により根管内が感染していると，象牙細管を通過した根管内の細菌により炎症反応が生じ，破歯細胞，破骨細胞の出現が助長され吸収範囲が広がる．エックス線画像上では歯根に吸収が認められ，周囲の歯槽骨にも吸収が認められるのが典型例である（症例4；図4）．
　炎症性歯根外部吸収の進行速度は，アンキローシスのそれと異なり，年齢に左右されず，炎症の程度に応じて歯根吸収が進行するので注意が必要である．歯根完成歯の再植を

行うと，歯髄は壊死し炎症性外部吸収が始まるため，できるだけ早く壊死歯髄を除去することが望まれる．しかし，再植の際に歯根膜組織が再生し安定するのに1週間前後を要するので，それ以前に根管治療を行うと二次外傷になる可能性が考えられる．そのため，通常1～2週間以内に壊死歯髄を除去する．

再植歯ではアンキローシスが稀に炎症性吸収に移行することがあり，遅延型炎症性吸収と呼ばれる．遅延型炎症性吸収はアンキローシスが生じることから始まり，徐々に進行するが，根管内や象牙細管内に細菌や細菌の代謝産物が存在する場合，炎症性起因物質に遭遇すると炎症性吸収に代わると考えられる（症例1）．炎症性吸収の進行速度はアンキローシスのそれより速いので，炎症性吸収に変わると吸収の速度が急激に速まる．また，歯肉に発赤や排膿がみられるようになることもあり，やがて抜歯に至る（症例1）．

4 まとめ

現在，歯根完成永久歯が脱落した場合，歯根膜の活性を最大限考慮し，そのまま抜歯窩に再植して，エラストメリックチェーンなどを用いて生理的に固定する．歯根膜組織の回復を待って，1～2週間を目安に症例に応じて可能な限り早く壊死歯髄を除去し，水酸化カルシウムを貼薬する．通常，水酸化カルシウムを半年から1年貼薬し，経過が良好であれば，ガッタパーチャとシーラーを用いて根管充填を行う．その後も定期的な経過観察を行い，治療結果の最終判定には，5年以上の経過を要する．外傷歯は，歯科医師として10年，20年と経過を見守っていきたいものである．

（北村和夫）

III 外傷歯のその他の治療法（抜歯や歯髄除去を行う前に）

2 抜髄された複雑性歯冠破折歯への対応

1 複雑性歯冠破折

　露髄を伴う（以下，複雑性）歯冠破折とは，日本歯科外傷歯学会の歯の外傷歯ガイドラインによると以下のとおりである．なお，本ガイドラインはホームページでも確認できるので参考にされたい．

> **複雑性歯冠破折の定義**：露髄を伴うエナメル質・象牙質の実質欠損
> **診断**：臨床的に形態が変化し，歯冠構造の変化が認められる．破折面のendodontic meter値で32以上を示す．多くの場合，破折面にピンク色の歯髄の一部が確認できる．
> **治療目的**：歯髄の生活力を維持し，正常な外観と機能を回復する．

1. 治 療

❶ 根未完成歯の場合

　局所麻酔下で，露髄面の大きさと露出した歯髄の状況に応じて直接覆髄法か部分生活断髄法，あるいは生活断髄法を行う．そして，露髄部を含めた破折面を封鎖性が確実なセメントか接着性レジンで仮封する．破折歯冠片は水に浸漬し，冷蔵庫に保管する．1～2か月後，仮封材を除去し，破折片を接着するか，あるいは接着性レジン修復によって歯冠形態を回復する．

❷ 根完成歯の場合

　（1）露髄面が新鮮な場合（受傷後，おおむね24時間以内のもの）は，根未完成歯の場合と同じ方法で治療する．
　（2）露髄面が陳旧性の場合，抜髄または根管治療を実施する．
経過観察：1および3か月後に予後を確認する．その後少なくとも3年間経過を観察する．
予後：受傷後の迅速な診察と処置が良好な治療結果をもたらす．

　複雑性歯冠破折歯への対応は，根未完成歯か根完成歯かによって治療方針が異なり，受傷後治療するまでに要した時間が重要である．露髄直後であれば，現在，MTAを用いる

III 外傷歯のその他の治療法（抜歯や歯髄除去を行う前に）

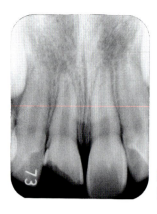

図1 紹介医で撮影した術前のデンタルエックス線写真
髄腔に達する歯冠破折がみられ，歯根はほぼ完成されている．

ことにより，多くの症例で歯髄を保存することは可能である．露髄面の大きさにも関係するが，それ以上に放置され露出歯髄の感染拡大が問題である．

しかし，外傷歯の治療を受傷後すぐに行えないケースにもよく遭遇する．また，本来であれば抜髄せずに済む症例であっても，抜髄されたあとに治療を引き継ぐこともある．今回，抜髄された複雑性歯冠破折歯にリバスクラリゼーション様の治療を試みる機会に遭遇したので紹介する．

2. 症 例

症例 患者：9歳，女児
主訴：1|破折部の冷水痛
既往歴：特記事項なし

現病歴：2016年1月某日，学校内で転倒し，前歯を強打，1|の歯冠が破折したが，歯冠側破折片はみつけることができなかったという．同日，近隣の歯科医院で直径2mm以上の露髄を認め，冷水痛と動揺による疼痛により食事ができないと訴えたため，抜髄されホルムクレゾール（FC）を貼薬，筆者にその後の治療が依頼された．
初診時の現症：受傷後3日経過後に紹介来院．
自発痛（−），冷水痛（−），打診痛（−），EPT（−），動揺度1度，歯周ポケット全周3mm以内．
初診時のデンタルエックス線所見（患者持参）：髄腔に達する歯冠破折がみられ，根はほぼ完成されているが，根管は太い状態である（**図1**）．
治療方針：受傷当日に，クレンザーで抜髄され，FCが貼薬されていたが，根管壁の機械的切削はされていなかった．また，患者は9歳と若く，根尖はほぼ完成していたが，根管はまだ太い状態であった．若年者の歯を抜髄し，補綴処置を行う治療の流れは，審美と機能の面から回避したかった．そのためリバスクラリゼーション様の治療を試み，根管壁に硬組織を添加させて根管壁の厚みを増大させ，破折しにくくし，できるだけこの歯を長く

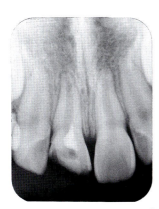 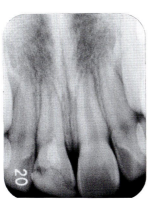 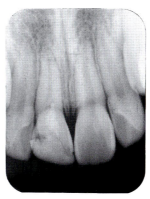 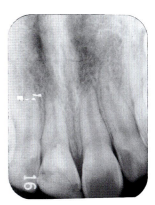

図2 初診時，貼薬後のデンタルエックス線写真
根管口部付近まで水酸化カルシウム製剤（Vitapex）が貼薬され，キャビトンで仮封されている．

図3 4か月後リコール時のデンタルエックス線写真
根尖歯周組織に異常所見はみられない．水酸化カルシウム製剤の直下に硬組織の形成および根管壁の肥厚を認めた．

図4 6か月後リコール時のデンタルエックス線写真
根尖歯周組織に異常所見はみられない．前回よりも根管壁は厚みを増し，根管は細くなった．

図5 11か月後リコール時のデンタルエックス線写真
根尖歯周組織に異常所見はみられない．さらに根管壁は厚みを増し，根管は細くなった．

持たせることを目指した．

初診時の治療：幹細胞への影響を最小限に抑えながら，根管内の歯髄の残骸などの感染源となりうる有機質を除去する目的で，1.5％に希釈した次亜塩素酸ナトリウム溶液20mLを用いて5分間洗浄したのち，生理食塩液20mLで5分間洗浄した．ペーパーポイントで乾燥し，水酸化カルシウム製剤（Vitapex）を貼薬して，水硬性仮封材（キャビトン EX）で仮封した．デンタルエックス線にて確認した（図2）．

2回目の治療：出血を促す必要があるためアドレナリン無添加のスキャンドネスト（日本歯科薬品）で浸潤麻酔．17％EDTA溶液20mLで5分間洗浄したのち，生理食塩液5mLで1分間洗浄し，水酸化カルシウム製剤を除去した．Kファイルを用いて，根尖孔の2mm先までオーバーインスツルメンテーションして根管内に出血を促し，セメント-エナメル境付近まで血液で満たし，ビタペックスを貼薬した．接着性レジンで仮封と形態回復を兼ねて修復した．

4か月後リコール時：デンタルエックス線撮影を行い，経過を観察した（図3）．冷熱診（＋），EPT（－）根尖歯周組織に異常所見はみられない．水酸化カルシウム製剤の直下に硬組織の形成を認めた．根管壁はやや肥厚し，初診時よりも根管は細くなった．

6か月後リコール時：デンタルエックス線撮影を行い，経過を観察した（図4）．冷熱診（＋），EPT（＋），根尖歯周組織に異常所見はみられない．根管壁の肥厚は4か月後よりも進行し，根管はさらに細くなった．

11か月後リコール時：デンタルエックス線撮影を行い，経過を観察した（図5）．冷熱診（＋），EPT（＋），根尖歯周組織に異常所見はみられない．根管壁の肥厚は6か月後よりもさらに進行し，根管は狭窄傾向にある．

1年6か月後リコール時：デンタルエックス線撮影を行い，経過を観察した（図6）．冷熱診（＋），EPT（＋），根尖歯周組織に異常所見はみられない．根管壁の肥厚は顕著であり，

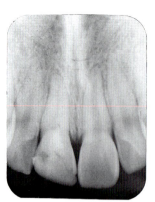

図6　1年6か月後リコール時のデンタルエックス線写真

根尖歯周組織に異常所見はみられず，根管の肥厚が顕著となり根管壁は厚みを増し，根管はさらに細くなった．

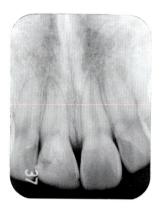

図7　2年後リコール時のデンタルエックス線写真

根尖歯周組織に異常所見はみられず，根管壁の肥厚がさらに進行し，根管の狭窄化が進んだ．

根管壁は厚みを増し，根管は細くなる傾向が続いている．

2年後リコール時：デンタルエックス線撮影を行い，経過を観察した（図7）．冷熱診（＋），EPT（＋），根尖歯周組織に異常所見はみられない．根管壁はさらに厚みを増し，根管は狭窄化し，反対側同名歯と比較して直径が約半分程度である．

なお，経過を追った2年間，歯冠部の変色，患歯周囲の歯肉に発赤腫脹，瘻孔など，失活を疑うような異常所見はみられなかった．

◎リバスクラリゼーションの治療のゴール
最初のゴール：症状の消失と骨再生の確認
第2のゴール：根管壁の厚みの増加と歯根の成長
第3のゴール：歯髄診に反応
本症例では，症状が消失し，根管壁の厚みが増加，歯根が成長し，歯髄診に反応するようになったので成功といえよう．

3. 考察とまとめ

複雑性歯冠破折歯の特徴は，急性の疾患であり，直後は非感染性の疾患とみなすことができる．そのため，多くの症例で歯髄の保存が可能である．受傷直後に治療できないこともあり，露髄面が感染していることがある．しかし，露髄したまま数日が経過しても，歯髄内圧と免疫力により細菌の感染による根尖方向への感染は防御されている[1]．したがって，陳旧性の露髄であっても，感染は露髄面に限局したままであると考えられるため，ガイドラインに反するが，性急な抜髄は避け断髄を試みるべきである．

もちろん歯髄壊死が生じている場合は，感染根管治療の対象となるが，複雑性歯冠破折歯は本来，非感染性の疾患であり，歯髄の治癒を期待することができる．

根完成亜脱臼歯では，根尖部の脈管系が断裂して歯髄が失活し，歯冠が変色することが多い．しかし，トランジエント・アピカル・ブレイクダウンにより根尖孔が拡大するために，結果としてリバスクラリゼーションが起こると考えられる[2]．歯冠破折を伴わない亜脱臼歯では歯髄への細菌感染がないためである．

　しかし，本症例は根完成の複雑性歯冠破折歯で，すでに抜髄されており，貼薬に刺激の強いFCが使用されていたため，通常リバスクラリゼーションは起きないと考えられる．しかし，患者は9歳と若く，抜髄後3日で歯乳頭幹細胞が生きている可能性があると考え，治療を行った．すなわち，根管内に残留する感染源の除去に，幹細胞への影響が最小であった1.5％の次亜塩素酸ナトリウム溶液[3]を使用した．濃度が高くなれば細胞毒性は強くなることは確認されており，6％次亜塩素酸ナトリウム溶液は歯乳頭幹細胞の生存率を大きく低下させるとの報告がある[4]．これらの適切な処置が，歯髄の再生活化を起こし，歯髄腔の石灰化が進行したものと思われる．

　リバスクラリゼーションにおいては，歯乳頭幹細胞への影響を考慮し，細胞毒性の低い薬剤を使用すべきである．

　外傷歯の治療と接着が進歩した現在，根完成の複雑性歯冠破折歯の安易な抜髄，補綴治療は避けるべきである．MIの観点からもガイドラインでは抜髄の対象となる陳旧性の複雑性歯冠破折歯であっても，歯髄に生活反応を認める場合には，安易に抜髄せずに断髄，接着修復を目指すべきである．

　複雑性歯冠破折歯の歯髄が1本でも多く残され，少しでも長く機能することを願うばかりである．

（北村和夫）

Ⅲ 外傷歯のその他の治療法（抜歯や歯髄除去を行う前に）

3 外傷を受けた幼若永久歯の歯内療法

1 幼若永久歯とは？

　歯冠が完成しており，萌出中にある（歯根2/3形成）状態から，未だ根尖部が石灰化されていない（歯根2/3形成）までの歯根未完成状態にある永久歯のこと[1]であり，その独特な構造から処置の際は幼若永久歯の特徴に配慮した対応が必要となる．

2 歯髄壊死した幼若永久歯の形態の特徴

　歯髄壊死した幼若永久歯は次のような三つの特徴を持つ（図1）．
① 大きく根尖部が開いており，根管部が太く独特なラッパ状を呈する．
② 歯根象牙質の成長停止に伴い根管壁が菲薄となり，歯根が短い．
③ 歯根の成長が停止し，歯根が短くなる．また，根尖が大きく開いていることにより根尖部歯周軟組織量が多く，未分化の細胞を多く有している．
　図2の|1は外傷により歯髄壊死となり歯根の成長が停止し，幼若永久歯の典型的な形態をとどめている．反対側の|1と比較しても根尖が大きく開き，歯根が短く，根管壁が

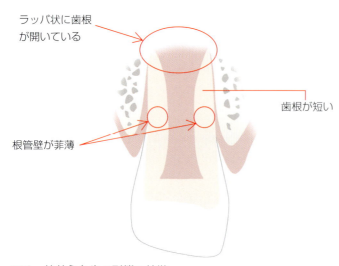

図1　幼若永久歯の形態の特徴

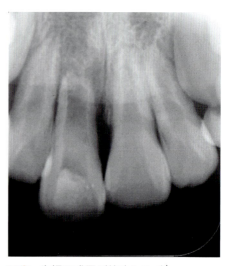

図2　歯根の成長が停止した|1

菲薄であることがわかる．

3 幼若永久歯の歯内療法

独特な歯根形態（歯根未完成歯）を持つ幼若永久歯の歯内療法においては，成熟した歯根形態（歯根完成歯）を目指す（アペキソゲネーシス）のような治療法がベストであるが，完全に歯髄が失活したケースでは治療法としてアペキシフィケーションしかなく，長期における貼薬，脆弱な歯根形態，複雑な根尖形態における不十分な根管充填などの理由から予後不良となりやすい．しかし，最近になりIwaya[2]らが幼若永久歯における歯髄壊死の治療法である再生歯内療法（リバスクラリゼーション）について報告を行い，またAAE（American Association of Endodontists）が失活した幼若永久歯の歯内療法におけるガイドライン[3]を作成した．これにより，失活した幼若永久歯（歯根未完成歯）でも成熟した歯根形態（歯根完成歯）に導く再生歯内療法が行われるようになり，幼若永久歯の歯内療法にとって大きな転換期を迎えつつある．

今回はこのような最新の治療法を含めた幼若永久歯における治療法について解説する．

1．アペキシフィケーション

根尖部まで歯髄が壊死，壊疽に陥った歯に対し，完全に歯髄の分解産物などを除去し，水酸化カルシウム製剤を用いて，歯根膜由来の細胞による根尖の狭窄あるいは閉鎖を行う処置である（図3）．水酸化カルシウムの長期の根管貼薬による歯根の脆弱化や，根尖の閉鎖形態が複雑になり緊密な根管充填が困難である，垂直性歯根破折のリスクが高いなど，欠点が多いため長期的予後が悪いとされる．

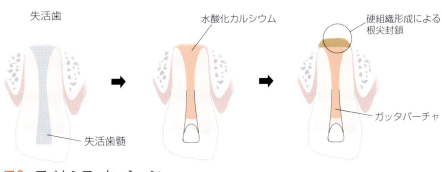

図3　アペキシフィケーション

2. アペキソゲネーシス

　感染していると思われる冠部歯髄を除去し，根部の未感染の歯根歯髄を生かして根尖を閉鎖する治療法である（図4）．アペキシフィケーションと異なり，歯根の成長が望めるため，長期予後に優れる．

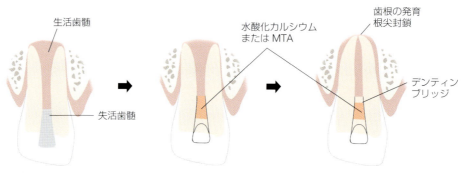

図4　アペキソゲネーシス

3. 再生歯内療法（リバスクラリゼーション）

　歯髄が壊死した幼若永久歯（歯根未完成歯）に対して根管内の感染を化学的に除去し，意図的出血によって硬組織を誘導し，歯根の長さと厚みを増して成長させる方法である．手順をAAE（American Association of Endodontists）のガイドラインに準拠し示す（図5）．

＜1回目＞
① 浸潤麻酔を行いラバーダム防湿
② 根管洗浄（1.5%NaOCl ＋生理食塩水）
③ 根管貼薬（水酸化カルシウム製剤）
④ 仮封，次回来院は1～4週間後

＜2回目＞
① 臨床症状がないことを確認し問題なければ処置を行う．また，臨床症状や何らかの感染が疑われる場合には，再度1回目の手順を行う．
② 浸潤麻酔（2%メピバカイン）
　※出血を促す必要があるため，アドレナリン無添加の物を使用する．
③ 根管洗浄（17%EDTA）
④ ファイルまたはエンド探針で根尖部を刺激し出血をCEJまで促す（意図的出血）
⑤ 止血を確認後，MTAセメント，水酸化カルシウムなどをキャッピング剤としておく
⑥ 根管閉鎖

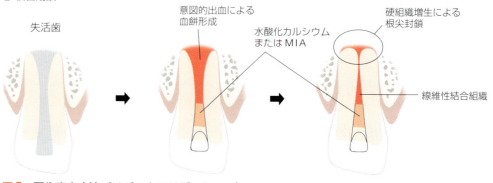

図5　再生歯内療法（リバスクラリゼーション）

症　例

10歳男児．中心結節破折を主訴に来院．初診時のデンタルエックス線写真（図6）からも根尖部に大きな透過像を認める．再生歯内療法を行った結果，根尖周囲の透過像が縮小した（図7）．その後，約1年後にデジタル撮影したところ根尖側1/3に不透過性が増し，硬組織（おもにセメント質）増生による根尖孔閉鎖・歯根の増大を認めた（図8）．現在は臨床症状もなく良好に経過中である．

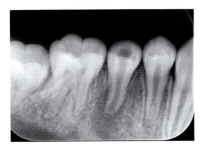
図6　初診時

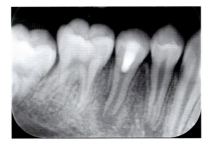
図7　再生歯内療法後

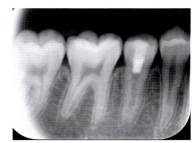
図8　約1年後

4　今後の幼若永久歯の治療方針

　幼若永久歯の歯内療法として，従来では図9のような治療法が一般的であった．しかし，アペキシフィケーションを行った幼若永久歯の長期予後の悪さからも，失活した幼若永久歯の治療方法としては，歯根の成熟化が望める再生歯内療法が有効な手段となってきており，図10のような治療方針に変化してきた．

　従来の方法では「失活歯髄＝アペキシフィケーション」であったが，現在では，再生歯内療法を行い，臨床症状などの問題があるときは，アペキシフィケーションを行うことが有効な手段である．

　幼若永久歯の歯内療法では，歯髄の活発な生活力を生かした治療方法を選択し，成熟した永久歯（歯根未完成歯）へと誘導することが成功への鍵となる．

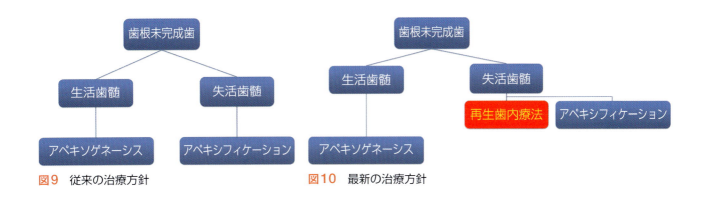
図9　従来の治療方針　　　　　図10　最新の治療方針

（松﨑祐樹）

IV

外傷歯の病理学，治癒

IV 外傷歯の病理学，治癒

1 歯根膜再生と完全脱臼歯の治癒を考える

1 はじめに

　完全脱臼歯の治癒はどのように起こるのであろうか？　完全脱臼の予後は，受傷から再植までの時間，歯根膜の損傷程度，固定の方法，さらには根管治療の開始時期などさまざまな要因に影響を受ける．

　完全脱臼は歯槽窩から歯が完全に脱離した外傷であり，他の外傷と違い，歯根表面の歯根膜は歯根全周にわたり完全に断裂した状態である．歯根膜の再生について，ヒトで観察することは不可能であり，完全脱臼歯の治癒や悪化の経過はデンタルエックス線写真等に依存せざるを得ないので，実際の状態を病理像で認識しながら処置を行うことは処置時にも非常に有効と思われる．現在はほぼ不可能となった日本歯科大学における動物を使った当時の実験結果[1]について解説する．

2 歯根膜の再生はどれくらいで起こる？

> ＊この項目で証明できること
> 1. 完全脱臼で脱離した歯の歯根膜は歯槽骨と1週間以内に再生（再結合）する
> 2. 再植歯は再植後5週目以降の経過観察が重要である
> 3. 歯根未完成歯の根尖閉鎖（アペキシフィケーション）は，疎で網目状の閉鎖をする
> 4. 水酸化カルシウムは経過を追うと歯髄腔全体に拡散する

実験の概要（図1）

1. 実験初日：歯根未完成の上顎左右第二永久切歯（I2）を抜歯し（イヌは犬歯に相当する歯の間に前歯が左右3本ずつある），再植歯をONDU法にて固定する．蛍光顕微鏡で緑色に発色する薬剤（カルセイン：Cal）を投与．再植後1週間は軟化食を与える．
2. 再植後1週間目：右側I2（RI2）のみ抜髄を行い，すぐに水酸化カルシウムペースト（水酸化カルシウム：滅菌蒸留水＝5：4重量比）を貼薬．以後，実験終了まで貼薬交換はしなかった．固定を除去し，蛍光顕微鏡で黄色に発色する薬剤（テトラサイクリン：TC）を投与．以降食事は通常食にする．

1 歯根膜再生と完全脱臼歯の治癒を考える

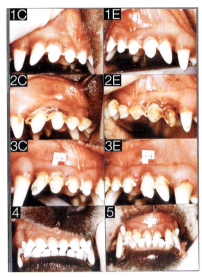

図1 抜歯前
1．抜歯前，2．再植・固定後，3．再植6か月後，4．実験前正面，5．再植6か月後正面．

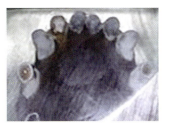

図2 顎骨をプラスティックに包埋

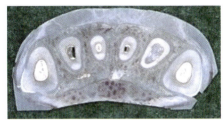

図3 100ミクロン切片
図2を連続的に水平断する．

3．再植1週以降：2週ごとにデンタルエックス線撮影，動揺度，歯肉の炎症等を測定し6か月飼育．テトラサイクリンは2週ごと（再植1，3，5，7週目）に計4本投与．実験終了前日に緑色にCalを投与．

4．実験期間後は，特殊な方法でプラスティックを骨内に浸透させ（図2），I2の歯軸に直角になるように歯冠から根尖までを連続的に切断し，100ミクロンの切片に研磨（図3）したうえで軟エックス線装置（マイクロラジオグラム）と蛍光顕微鏡で撮影した（CTが一般的になる前は，歯軸に対して水平断した切片を軟エックス線で撮影し評価していた）．

　ラベリング（骨内時刻描記）：テトラサイクリン（TC），や生成中の硬組織内（骨，歯）に沈着する薬剤（Cal等）を投与すると，24時間以内に生成された硬組織に沈着する（ラベリング）．その性質を利用し蛍光顕微鏡で黄色（TC）もしくは緑色（Cal）に発色する部位を観察すると，歯においては発色剤を投与した間隔によって二次象牙質がどの程度形成されたか，どの時期に硬組織に変化が出たかが判明する．

1．歯根膜は1週間以内で再生する（図4）

解　説：再植後1週間で根管治療したRI2の歯髄腔内（PC）には，水酸化カルシウム（CH）がみられるが，蛍光発色剤の沈着はみられない．象牙質（D）も均一の幅で異常な吸収像はみられないが象牙質上のセメント質（C）内には再植後1週目から2週ごとに投与した4本の黄色のラインが均等な幅で観察できる．

　歯根表面にTCが沈着するためには，歯槽骨と歯が歯根膜で結合している必要がある．仮に再植後2週目以降に結合したとすると再植後3，5，7週目に投与した3本しか沈着しない．

　図4では4本確認でき，歯根膜の再生による歯と歯槽骨の結合は再植から1週間以内に

147

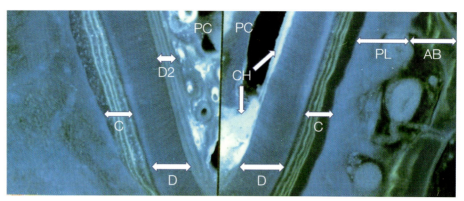

図4 歯根中央遠心部蛍光顕微鏡拡大写真
右：再植後根管治療した（RI2），左：再植後根管治療せず（LI2）．AB：歯槽骨，PL（periodontal ligament）：歯根膜腔，PC（pulp cavity）：歯髄腔，C：再植後添加したセメント質，D：再植前から存在する象牙質，D2：再植後に添加した第二象牙質，CH：根管充填した水酸化カルシウムペースト．

すでに起こっていることがわかる．なお右側の歯根膜腔の幅はほぼ均一で良好な予後を得られている．このことは完全脱臼歯の固定が1週間でよいことの根拠ともなる．

一方，左側再植歯（LI2）の象牙質歯髄腔側（D2）と歯根表面のセメント質（C）の双方に黄色のラインが4本みられる．これらのことは，右側と同様に歯根膜の再生だけでなく根尖部の脈管系の再生も，再植後1週間以内に起こったことを示している．

なお，歯根膜腔内の第二象牙質の幅は4本目のTCを投与した再植7週目以降は増加していないことから，この被験歯は再植後8週目以降に歯髄が壊死したと想像される．また再植後1週目に水酸化カルシウムペーストを充填した右側と比べ歯槽骨の炎症性吸収のために，歯根膜腔とTC等に着色された歯槽骨はみられずその境界も不明瞭である．

2. 完全脱臼による再植歯は再植直後より再植後5週目以降の経過観察が重要である

解 説：再植後は2週間ごと26週目まで動揺度について診査した．動揺度について検定した結果，根管治療したRI2にくらべ根管治療をしなかったLI2の動揺度は有意に大きかった．また再植後5週目までは動揺度の左右差はないが，歯髄壊死したと思われる再植後7週目以降，根管治療をしていないLI2の動揺度が有意に大きかった．

歯科臨床における実態調査において，再植歯のアンキローシスは，再植後5週目以降に起こることを示唆した報告があるが，5週目以降に変化が起こることについて一致していることは非常に興味深い．この結果から，いったん正しく整復固定すれば，歯根膜再生の項で述べたように，再植後1週間以内に歯根膜と歯髄の脈管系は再生し，再植後5週目までは根管治療の有無に関係なく治癒に向かう．しかし再植後5週目以降に予後不良となる可能性もあるため，再植後1か月程度で動揺が治まり，デンタルエックス線写真上で異常所見がないからといって治癒したと判断するのではなく，経過を慎重に観察する必要性を示している．

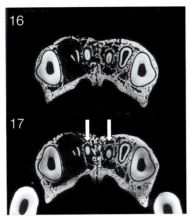

図5 I1の根尖付近の軟エックス線写真

I1の根尖は，密な硬組織が充満している（↓）.

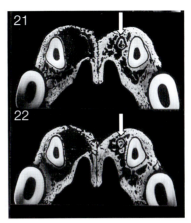

図6 水酸化カルシウムを長期貼薬したI2の根尖付近の軟エックス線写真

図5のI1に比べ疎な硬組織で閉鎖している.

3. 歯根未完成歯の根尖閉鎖（アペキシフィケーション）は，疎で網目状の閉鎖をする

解　説：図5はI1の根尖付近，図6はI2の根尖付近を軟エックス線で撮影したものである．図5-17をみると，左右のI1の根尖は中心に若干のエックス線透過像（脈管系によるもの）がみられるのみで密な硬組織で根管内は充満している（矢印）．一方，RI2の根尖部は図6-21では水平断したピーマン状の形状を呈し，図6-22ではI1にくらべて明らかに根尖部の硬組織の形成量が少なく疎な硬組織で閉鎖している（矢印）．

このことは，デンタルエックス線写真上で根尖が閉鎖しているようにみえてもアペキシフィケーションした歯の根尖は疎な硬組織で形成されており，非常にもろい状態であるため，貼薬交換，根管充塡の際に根尖を破壊しないように注意する必要がある．

4. 水酸化カルシウムは経過を追うと歯髄腔全体に拡散する（図7）

解　説：BR：脱臼前，AR：脱臼，1W：再植1週間後，RF：水酸化カルシウム根管充塡後．

RI2の歯髄腔内に水酸化カルシウムによるエックス線不透過像がみられる．根尖付近と歯冠から歯根中央部までのエックス線像の透過度に違いがあり，RF時の根尖部にCHは密に根管充塡されていないようにも思われる．一方9Wの写真では明らかに歯髄腔のCHによる不透過像が均等になっているように思われる．

図8はRI2の歯根中央部付近の軟エックス線写真であるが白矢印部分は，くぼみがあり明らかに形態が不整である．おそらく抜歯時の損傷により一時的に歯根表面の表在性外部吸収が起こっていたと考えられる．

図9は同じ歯の蛍光顕微鏡写真であるが，黄矢印部に示すように根管充塡した水酸化カ

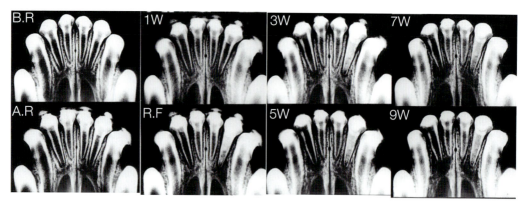

図7 RF：根管充塡後．根尖付近の水酸化カルシウムペースト充塡量が少ない．7W・9W：根管内の水酸化カルシウムペーストは均等に拡散している

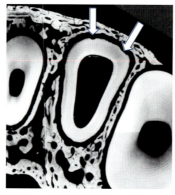

図8 矢印部は抜歯時の損傷と思われる表在性吸収がみられる

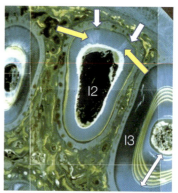

図9 象牙質の黄矢印部は表在性吸収の部位に一致し，水酸化カルシウムの浸透がみられる

ルシウムが象牙細管内に浸透している様子がみられる．その浸透した部分は図8で表在性吸収が起こっているところに一致しており，炎症部分に選択的に水酸化カルシウムが誘導されている様子がみられ，非常に興味深い結果となっている．表在性吸収を起こした部分にもTCによる蛍光色がみられることから，水酸化カルシウムの作用によって修復されたとも考えられる．なおI3の⇔部は実験開始月から6か月間に添加された第二象牙質の幅を示す．

以上のことから水酸化カルシウムは，根管内に貼薬しても，象牙細管を通して歯根表面の炎症部分に選択的に作用することが考えられる．また歯根全体に拡散する性質があるため，貼薬交換を頻繁に行う必要がないことがわかる．

単味の水酸化カルシウムと蒸留水を練和したもの以外の市販の水酸化カルシウム製剤には，グリセリン等の薬剤が添加されているため象牙質（象牙細管）内への浸透力は弱いことが多くの文献で既に報告されている．

（楊　秀慶）

3 根管治療はいつ行うべきか？

1. はじめに

　完全脱臼歯に対しては，歯根完成歯の場合，再植後1週間程度で根管治療を行うことが推奨されており，歯根未完成歯の場合は，歯髄壊死の徴候を認めればただちに根管治療を行うとされている．一方，臨床では患者側の都合により必ずしもタイミングよく治療が行えず，根管治療の時期を逸してしまう場合もある．

　それでは，根管治療の時期を遅らせてしまった場合の治癒はどうなるであろうか？

＊この項目で証明できること
1．完全脱臼による再植歯は，再植後5週目以降の経過観察が重要である
2．根管治療は再植後5週目以降に行っても治癒傾向を示す

実験の概要

1．実験初日：歯根未完成の上顎左右I2を抜歯し，抜歯窩を洗浄後すぐに再植してONDU法にて固定．カルセインを投与し終了．再植後1週間は軟化食を与える．
2．再植後1週目以降：再植後1週目は固定除去のみ行った．再植後5週目にRI2を実験（E：experimental）側として抜髄し単味の水酸化カルシウムと蒸留水を練和した水酸化カルシウムペーストを貼薬した．LI2には対照（C：control）側として，根管治療は行わなかった．また，再植後1週目以降は2週間ごとにデンタルエックス線撮影，動揺度，歯肉の炎症等を測定し再植後17週目まで飼育した．ラベリングは，再植後および実験終了前日にCalを計2回，再植後1週目から15週目まで2週間ごとにTCを計8回投与した．
3．実験終了後は，項目1と同様に切片を作成し，マイクロラジオグラム，蛍光顕微鏡写真，偏光顕微鏡写真撮影を行い，比較検討を行った．

2. 完全脱臼による再植歯は再植直後より再植後5週目以降の経過観察が重要である（図10）

解　説：BR：脱臼前，AR：脱臼，1W：再植後1週目，RF：水酸化カルシウムペースト根管充填後．

　図10のエックス線写真を経過的にみると，根管治療をしなかったLI2（C）は，再植直後から動揺が減少傾向にあり，再植後5週目まではデンタルエックス線写真でも根尖付近に異常所見はみられない．再植後7週目では，歯根膜の幅は再植後5週目に比べ均一になっているが，根尖周囲には若干のエックス線透過像がみられる．以降，歯根膜腔の幅に顕著な拡大はみられないが，根尖周囲のエックス線透過像が明瞭になり，再植後17週目には根尖の形態が不明瞭となっている．

　一方，再植後5週目に根管治療を行ったRI2（E）は，再植後5週目には根尖周囲にエッ

IV 外傷歯の病理学，治癒

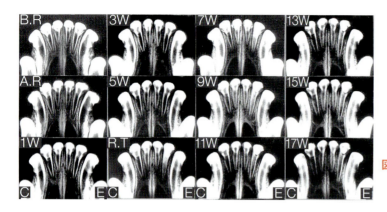

図10 根管充塡を行ったE側I2は徐々に根尖が閉鎖しているが，根管治療をしなかったC側の根尖周囲にはエックス線透過像がみられる

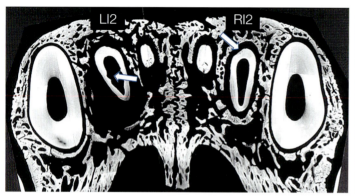

図11 RI2の➡は抜歯時の吸収のものと思われるが，LI2の⬅には内部の吸収がみられる

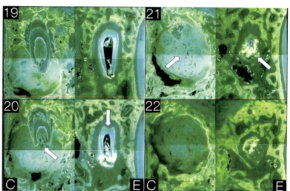

図12 E側は歯槽骨の中央にあり，右上「21」の➡で根尖は閉鎖．C側の歯根は吸収している

クス線透過像が明確にみられるが，根管治療し水酸化カルシウムペーストを貼薬したあとは，経過的に徐々に治癒傾向を示し，再植後17週目には根尖からわずかに歯冠側寄りの根管内に硬組織形成によるエックス線不透過像が認められる．

このことから，再植歯の経過観察は，前述されたように治癒傾向を示す再植後1か月が重要であるが，再植後5週目以降は根管治療の時期を逃さないためにもさらに重要な観察期間である．

3. 根管治療は再植後5週目以降に行っても治癒傾向を示す

解　説：歯根中央付近の軟エックス線写真（図11）をみると，再植後5週目に根管治療を行ったRI2の歯根唇側には矢印部分に若干の外部吸収がみられるが，歯槽窩の形態に対し歯根の形態も一致していることから，表面吸収と判断できる．一方，根管治療しなかったLI2には矢印のように内部吸収がみられ，歯根舌側歯槽骨には半円状のエックス線透過像がみられる．

歯根根尖側1/3付近の蛍光顕微鏡写真（図12-20）では，根管治療をしなかったC側の歯根舌側は外部吸収と内部吸収の進行により穿孔（→部）し，その周囲歯槽骨は吸収している．一方，水酸化カルシウムペーストを貼薬したE側には外部吸収像がみられるが，その表面にはTCがラベリングされているので，早期の段階で修復されていることがわかる

(↓部).また，炎症性吸収によりC側歯根はE側歯根よりも短くなっているが，E側の根尖は前述のように網目状に閉鎖していることがわかる（図12-21，22）．

以上より，完全脱臼歯は歯根表面に若干の損傷を受けても，また，根管治療を早期に行えなくても水酸化カルシウムペーストを貼薬すれば予後が良好に保たれることがわかる．

（村松健司）

4 歯根膜の損傷度は治癒にどのように影響するのか？

1. はじめに

歯の完全脱臼が主訴で来院した場合，受診までの時間，受傷した場所，再植までの脱臼歯の保存状態などにより，その予後は大きく影響される．外傷歯の予後は歯根膜の損傷程度と密接に関連することが示唆されており，再植の成功のカギは，いかに歯根膜を健全な状態で保つかに注力される．

そのため，歯科医学教育においても従来の根管治療を行ってから再植する流れから，まずは再植により歯根膜の再生を優先し，その後根管治療をする流れへと推移している．また再植前に脱臼歯を洗浄する際や再植時にも可能な限り脱臼歯の歯根に触れないことが一般的になっている．

一方，歯根膜の損傷はどの程度であれば良好な治癒をたどるのか，また予後不良の結果となる病理所見をあらかじめ認識することは重要である．この項では過去に行われた動物実験を通して歯根膜の損傷度がどのように予後に影響するかを示す．

実験の概要

1. 実験初日：歯根未完成右側切歯（RI2）を完全脱臼し，再植歯の歯根に付着する歯根膜をメスを用いて剥離（実験1．歯根口蓋側一部，実験2．歯根全周）したのち，再植しエラストメリックチェーンとレジンで固定した．ラベリング剤としてカルセインを投与した．
2. 再植1週後：再植歯を抜髄し，水酸化カルシウムを根管貼薬した．以後2週ごとにテトラサイクリンの投与とエックス線写真撮影を行い，一定期間飼育した．
3. 顎骨摘出後，脱灰処理せずに樹脂包埋した．水平断連続切片を作成し，軟エックス線写真，蛍光顕微鏡写真，偏光顕微鏡写真撮影を行い比較検討した．

2. 歯根膜の損傷度が小さければ，歯としての機能を回復する可能性が高い

解　説：再植歯の口蓋側の歯根膜を一部剥離した実験1におけるエックス線写真（図13）をみると，再植したRI2（正中より右2番目の歯）の歯根膜の幅は再植後徐々に狭くなり，7〜9週間目には未完成であった根尖が閉鎖するとともに，歯根膜の幅が対照歯（LI2）同

Ⅳ 外傷歯の病理学，治癒

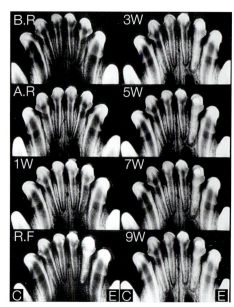

図13 実験1（口蓋側歯根膜部剥離）のエックス線写真
BR：脱臼前，AR：脱臼，1W：再植1週後，
RF：水酸化カルシウム製剤根管充塡後．

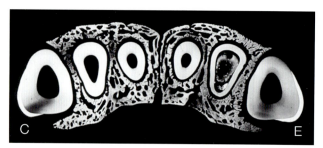

図14 実験1（口蓋側歯根膜一部剥離）の軟エックス線写真（水平断）
右から2番目が再植歯（RI2），左から2番目が対照歯（LI2）．

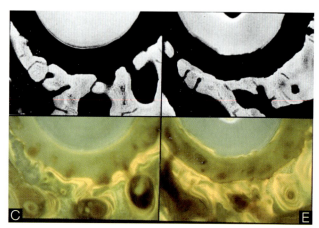

図15 実験1（口蓋側歯根膜一部剥離）の口蓋側拡大所見
上段：軟エックス線写真，下段：蛍光顕微鏡写真
E：再植歯，C：対照歯（無処置）．

程度になっていることがわかる．歯根中央付近の水平断切片の軟エックス線写真（図14）においても，再植歯RI2の歯髄腔は抜髄していない対照歯LI2にくらべ広く根部象牙質の幅は薄いが，歯根膜腔の幅は対照歯と同様に歯根の形態に一致し均一となっている．水平断切片を歯頸部から根尖側にかけてみると，再植歯の歯根膜腔の幅は対照歯と同様に歯頸部と根尖部付近で広く，根中央部で狭い機能的な形態をしていた．歯根膜を一部剥離した口蓋側を拡大した軟エックス線写真，蛍光顕微鏡写真（図15）においては，対照歯に比べて歯根表面の形態が不整になっているが，その表層がTCでラベリングされていること（表在性歯根吸収）を考えると実験終了時には，歯としての生理的な機能を回復しているものと思われる．

3. 歯根膜の損傷度が大きければ炎症性歯根吸収やアンキローシスにより予後不良となりやすい

解　説：歯根膜を全周剥離した実験2におけるエックス線写真（図16）をみると，再植歯（RI2）は3週目以降，対照歯（LI2）に比べて経日的に歯根膜腔は狭小化し一部不鮮明（矢印）となった．再植歯は早期に抜髄しているため，歯根部象牙質が対照歯に比べ薄いこ

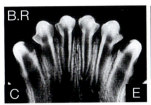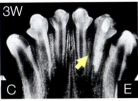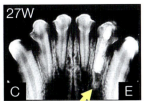

図16 実験2(歯根膜全周剥離)のエックス線写真
BR:脱臼前,3W:再植3週後,27W:再植27週後.

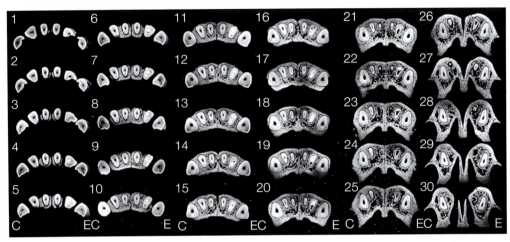

図17 実験2水平断連続切片の軟エックス線写真(歯根膜全周剥離)

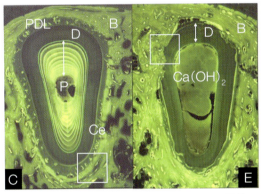

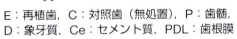

図18 実験2(歯根膜全周剥離)の蛍光顕微鏡写真
E:再植歯,C:対照歯(無処置),P:歯髄,D:象牙質,Ce:セメント質,PDL:歯根膜,B:歯槽骨.

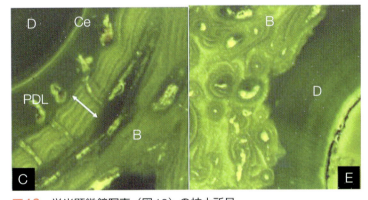

図19 蛍光顕微鏡写真(図18)の拡大所見

とがわかる.歯頸部から根尖側にかけての連続した軟エックス線写真(図17)においては,再植歯の歯根膜腔の幅は対照歯にくらべ全体的に狭く,歯頸部付近から歯根中央付近(図17 6~13)にかけて,歯根膜腔はみられず広範囲に歯槽骨との癒着がみられる.

また蛍光顕微鏡写真(図18)において無処置の対照歯(C)では歯髄腔内は同心円状に象牙質が形成している一方で,再植歯(E)は抜髄により象牙質の厚さは薄くなっている(黄色にラベルされた部分が実験期間中に形成された硬組織を示す).拡大所見(図19)において,対照歯の歯根表面ではセメント質の形成と,歯槽硬線に相当する部位では層状の機能的な骨形成を認めたが,再植歯では不規則な海綿骨様の骨形成となっている.アンキローシスと認める再植歯では咬合機能に対応していないことがわかる.

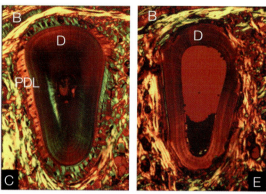

図20 実験2（歯根膜全周剥離）の偏光顕微鏡写真
E：再植歯，C：対照歯，D：象牙質，B：歯槽骨，PDL：歯根膜．

　偏光顕微鏡写真（図20）では，無処置の対照歯（C）周囲の歯根膜腔に歯根と歯槽骨を結ぶ歯根膜線維束の機能的な配列（PDL）を認める．一方再植歯（E）の歯根周囲ではこのような歯根膜線維束は認めない．

　以上より，外傷による歯の再植では，歯根膜の損傷程度がその予後に大きく影響する．歯根膜線維はこれ以外にも歯の生理的な萌出にも関与する．歯の再植では，歯根に付着する歯根膜線維をいかに歯槽窩に再付着させ，口腔機能に対応した歯の植立を促すかがポイントとなる．

（白瀬敏臣）

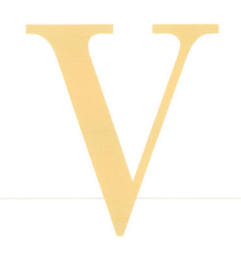

障害児者の歯の外傷への対応，提言，注意点

Ⅴ 障害児者の歯の外傷への対応，提言，注意点

1 症例でみる障害児者の外傷1

外傷の状態や処置法に関しては，障害の有無で比較して何ら特徴的なことはない．また，原因も健康な人同様に転倒や事故が多い．しかし，その原因に至る経緯は障害によって異なっており，その経緯を理解して治療計画を立てて処置にあたらないと再発などの予後に影響が出る．たとえば，肢体不自由者の歩行困難やてんかん発作による転倒，知的能力障害や自閉スペクトラム症であれば多動や自傷・他害などである．このように障害特性によって発生リスクが多岐にわたっており，生活の詳細な聞き取りを行って再発を意識して経過観察や生活指導も視野に入れた治療計画を立てるべきである．

1 摂食時のスプーン嚙みによって破折した症例

54歳男性．脳性麻痺アテトーゼ型であり全身に不随意運動を認める．知的能力障害の合併はない．強い咬反射が認められ，歯ブラシなどを一度嚙むと緊張が強くなり数十秒間嚙みこんだままになることもある．日ごろから本人および介助者が咬反射の発生に対して留意するも，施設での摂食時に咬反射が誘発されてスプーンを嚙みこんでしまったために，⌊1が20歳代の頃に破折し抜去，他歯も破折により補綴された症例である（図1）．

1．ポイント

障害児者のなかには，原始反射や不随意運動，発作などによって食事中のスプーンを嚙みこんでしまう「スプーン嚙み（表1）」によって前歯部の破折や脱臼に至ることがある．

表1　スプーン嚙みの危険因子

- ・原始反射
- ・不随意運動
- ・発作　　　　　　　　　　　　　etc

2．経　過

本症例の当院の初診は37歳時であり，既に図1に示す口腔内の状態であった．何度も同様な経過のために歯の破折が繰り返されていたという．口腔内は，前歯部に歯冠継続歯や鋳造冠が装着されていた．前歯科医院で全身麻酔下で処置しており，下顎前歯部にはフ

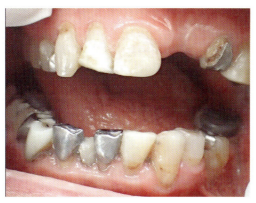

図1 咬反射によるスプーン噛みで破折した症例

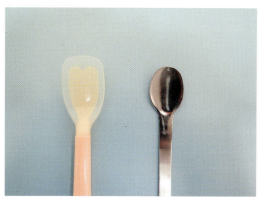

図2 摂食用のシリコンスプーン（左）とSUDスプーン（右）

図3 SUDスプーンの側面　　側面は平坦

ルメタルのクラウンも装着され，審美性が損なわれているうえに咬反射による金属の摩耗および変形が認められた．|2 に関しては審美性を考慮してレジンで修理を行うも繰り返される咬反射によって何度も脱離した．歯科治療においては不随意運動および咬反射が強いために全身麻酔下の治療が適応であるが，脱落を繰り返す一歯の治療のために全身麻酔の使用は控えたいという患者および保護者の希望によって，当該歯の修復は行わずに経過観察とした．また，再発を予防するために食事時のスプーンの変更，適切な食事介助法などについて摂食嚥下リハビリテーションを実施した．

3. まとめ

障害児者は，摂食時に外傷に至ることが少なくない．臨床的に最も多いのが捕食時のスプーン噛みや汁物をすする際の食器噛みである．特に咬反射を伴う脳性麻痺では，頻回なスプーン噛みを認めるので，ボール部にくぼみのあるスプーンの使用が歯の破折や脱臼の原因となってしまう．歯のダメージを低くするためには，図2右，図3に示すSUDスプーンのようなボール部が平らな形態が望ましい．また，強い衝撃を避けるため，図2左に示すシリコンスプーンを用いることもある．

2 タオル噛みによって歯根破折した症例

37歳女性，脳性麻痺で知的能力障害とてんかんを合併する．日常生活において，タオルを噛み，それを手で引っ張って楽しむような習癖があるという．実際に歯科受診の際にも同様な様子を認めた．口腔内は，タオルを最も強く噛む|4 の歯の動揺が強く，急性症

V　障害児者の歯の外傷への対応，提言，注意点

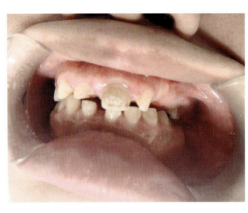

図4　タオル噛みによって破折した症例

状も頻繁に認められ，31歳時には垂直破折を認め，抜歯に至った症例である（図4）．2|も同様に物を噛んだことによって破折に至っている．

1. ポイント

　障害児者のなかには，口遊びなどの理由でタオル噛みや洋服噛みを行う場合がある．単に噛み込んでいるだけでは治療対象となる外傷症状を伴うことは少ない．噛み込んだあとに手で引っ張る，噛んだまま首を動かすなどによって歯に過度な負担がかかることによって脱臼や破折に至ってしまう．

2. 経　過

　本症例においても，タオル噛みを止めさせようとすると本人の機嫌が悪くなり，日常生活に支障が生じてしまうために習癖については見守ることとした．治療計画として，|4がタオル噛みによる外傷で動揺を認めた時点で両隣在歯と暫間固定することも考慮したが，習癖を認める以上，他歯も同様の状態になる可能性があり，特に歯科処置を行わずに経過観察とした．日常生活では，ほかに興味を示すことや楽しいことをみつけ，タオル噛みの頻度が低くなるような努力を試みるように保護者へ指導した．

3. まとめ

　障害児者においては，指しゃぶりなどと同様にタオル噛みや洋服噛みは頻繁に観察される行動である．しかしながら，タオル噛みなどの物を噛むことで精神を安定させていることも多く，これらの習癖に関する解決法は確立されていない．強引に禁止することで禁止した行為は認めなくなる可能性はあるが，他の行為を誘発する場合が多い．移行した行為が，為害性の低い行為である場合は少なく，他の身体への為害性の高い行為に移行する可能性もあり，単純に歯の外傷のために習癖を禁止すればよいというものではないので対応に苦慮する．

（野本たかと）

V 障害児者の歯の外傷への対応，提言，注意点

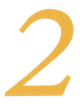

症例でみる障害児者の外傷2

　障害児者の歯の外傷の誘因は多岐にわたる．患者がもつ障害や生活背景により口腔外傷の受傷頻度は高くなる．重度の知的能力障害，脳性麻痺や平衡機能障害等の運動機能障害，てんかん等がその代表的な疾患であり，歩行困難や車椅子，ベッド上での生活等さまざまな生活背景が影響する．

1 てんかん発作による転倒──17歳の重度知的能力障害の男性

　施設にて，てんかん発作により転倒し，上顎前歯を強打して緊急来院した．来院時は21|12が破折し，保存不可能であった．ただちに受傷部位に浸潤麻酔を実施し破折歯を抜去した．

1．ポイント

1．患者あるいは家族に歯の状態を説明する．家族に動揺があれば落ち着くよう言葉にて促す．
2．患者は泣き叫び，パニックになっているケースがある．
3．重度知的能力障害があり，歯科治療に対し十分な受容がない場合，緊急的対応の際は家族の同意のもと，身体抑制を行う場合がある．
4．身体抑制は徒手抑制（人の手による抑制法）やレストレイナーを用いた行動調整を行う（図1）．
5．開口保持が困難である場合は歯の動揺を確認したあと，開口保持器を使用する（図2）．

2．初期対応

1．麻酔による感覚鈍麻，出血，疼痛，縫合による違和感により受傷部位を指で触るケースがある．できるだけ触れぬよう患者，家族に指示する．感染予防のため抗菌薬を処方する．
2．抗菌薬の選択は患者の基礎疾患や合併症によって異なるが，カプセルや錠剤を服用できないケースもあり，服用できる形状の聴取が必要となる．

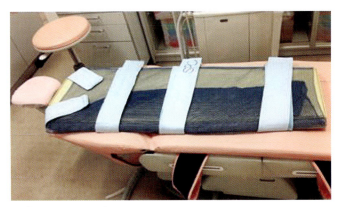

図1　レストレイナー
体型に合わせ大きさを選択する必要がある．不適切なネットの固定による擦過傷や爪の剝離などの偶発症に注意する．

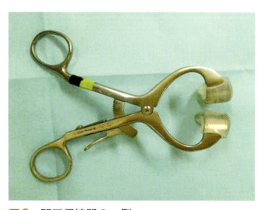

図2　開口保持器の一例
てんかん発作がある場合，呼吸抑制を起こさない形態の開口保持器を選択する．

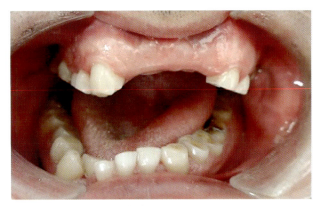

図3　前歯喪失後の口腔所見
側方歯群の著しい咬耗を認める．

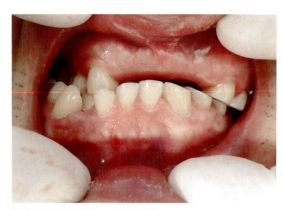

図4　前歯喪失後の咬合状態
著しい咬耗と咬合高径の減少が認められる．

3．受傷部位の状態により口腔内消毒や経過観察が必要となる．

3．経過観察後の処置

てんかん発作による受傷であった場合，再度転倒による外傷が予測される．
1．前歯部欠損に対し，ブリッジによる補綴処置は十分な検討を要する．
2．ブリッジを回避し，局部床義歯を作製する場合は誤飲しないよう義歯外形を大きくすることが望ましい．

4．予　後

当症例ではブリッジを回避し，義歯を作製したが受容できず使用できなかった．受傷後，17年経過し，現在，受傷部位は補綴されていない（図3，4）．

2 施設における入所者間トラブルによる転倒──27歳のDown症候群の男性

　左側上下肢に運動機能障害がある．施設において入所者に背中を押され転倒した．前歯から出血があると連絡があり，施設職員が同行し来院した．|1の歯頸部からの出血と中等度の歯の動揺を認めた．エックス線撮影したところ|1の歯根膜腔の拡大を認めた（図5）．受傷部の消毒後，ワイヤーとレジン系歯科用接着セメントにて暫間固定した．

1. ポイント

1. エックス線撮影し，歯の状態を説明する．また，身体抑制など状況に応じた行動調整を選択したうえで処置を行う．
2. エックス線室に患者が入室できない場合，ポータブルエックス線があればエックス線室外での撮影も検討する．
3. 同行した者が家族ではなく，施設職員に説明するような場合は，処置内容や諸注意，経時的な歯の状態変化について歯科医師が書類を作成し，家族に手渡すよう指示する．

2. 初期対応

1. 拒否による首振りや口唇，頰の緊張が強い場合がある．首振りに対しては頭部を術者が抱えるように固定したり，術者以外の介助者が手で押さえたりする．ただし，Down症候群の場合，環軸椎脱臼に注意を要する．
2. 口唇の巻き込みはガーゼ等にて排除し，頰の緊張は開口器にて対応し，術野を明確にする必要がある．
3. 現在，レジン系歯科用接着セメントの硬化時間は速くなっているが，口腔周囲筋の緊張が強く術野確保が困難な場合，光重合型動揺歯固定材を用いて固定することも選択肢の一つである．

3. 経過観察後の処置

1. 定期的なエックス線撮影を実施する．歯髄が傷害された場合，通法に従い根管治療を実施し補綴治療へ移行する．

4. 予　後

　当症例では受傷後6か月で暫間固定を除去した．写真は受傷後2年経過したエックス線写真である（図6）．現在，歯周病の歯科的管理も相まって2か月ごとの経過観察を続けて

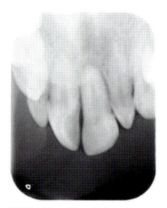
図5 ⌊1 の歯の脱臼

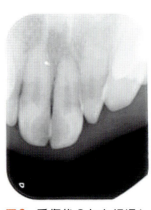
図6 受傷後2年を経過した⌊1

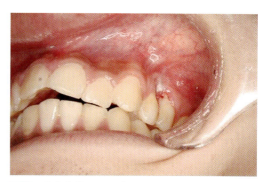
図7 自傷行為による⌊5 の歯肉退縮

いる．

3 筆者の経験した症例

1．臼歯の外傷

　知的能力障害と慢性腎不全のある患者：転倒により上顎前歯部をぶつけたため来院した．上顎前歯の破折や動揺，出血を確認した．目立った症状がなかったため経過観察することにしたが受傷後，疼痛症状が治まらないため精査したところ⌊5 の歯根破折を認めた．受傷部位を抜歯し，抜歯窩治癒後にブリッジを装着した．

2．椅子からの転倒

　痙直型とアテトーゼ型の混合型の脳性麻痺のある患者：入浴中，椅子から転倒し浴槽に顎を強打した．オトガイ部に3cm程度の裂創を認めたため縫合しテーピングした．不随意運動を激しく認めたため介助者による徒手抑制下にて実施した．

3．自　傷

　自閉スペクトラム症のある患者：爪で⌊5 の歯肉を掻き壊す自傷行為を繰り返した（図7）．EVA樹脂製のオーラルアプライアンスを作製し装着したところ，創傷治癒は良好であった（図8）．

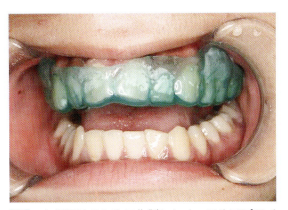

図8 自傷予防のために作製したオーラルアプライアンス

違和感を少なくするため2mmの厚さで作製し，自傷部位は歯頰移行部まで延長した．

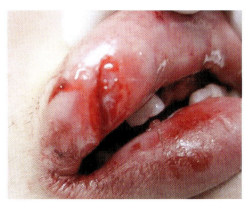

図9 他害による転倒で穿孔した上口唇

術後の麻酔による咬傷，口腔清掃不良や指で触れるなどによる感染に注意するよう説明を要する．

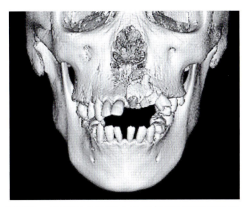

図10 車椅子の転倒による⌊123 相当部の歯槽骨骨折

骨片が除去しきれない場合もあり，骨折部の経過観察が必要となる．

4. 他害による転倒

　知的能力障害のある患者：施設において入所者間でのけんかの末，倒され前歯部を強打した．3|が上口唇を穿孔し出血していた（図9）．穿孔部位をゾンデにて確認し生理食塩水にて十分な洗浄を実施したあと，筋層部を吸収糸にて埋没縫合し，皮膚を縫合した．

5. 車椅子の転倒

　結節性硬化症のある患者：重度の知的能力障害とてんかんを合併する．日常的に車椅子による生活をしているが施設にて車椅子ごと転倒し，顔面を強打した．⌊123 を完全脱臼し，歯槽骨を骨折した（図10）．脱臼部位を消毒し裂創部を縫合した．

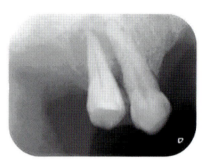

図11　開口保持器による偶発症（4⏌の亜脱臼）

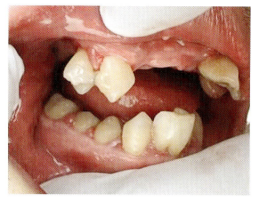

図12　亜脱臼部位の固定
行動調整が困難な場合，光硬化型の動揺歯固定接着剤を選択することもある．ただし，固定しきれない場合はワイヤーによる結紮が必要となる．

6. 偶発症

　知的能力障害のある患者：重度知的能力障害で開口保持が困難であった．左側のスケーリングを実施するにあたり孤立した43⏌に開口器を挿入し設置したところ，4⏌が亜脱臼した．家族にアクシデントの内容を説明し，エックス線撮影を実施したところ歯周病の進行による歯槽骨の吸収を認めた（図11）．ただちにレジン系歯科用接着セメントにて固定した（図12）．

（梅澤幸司）

VI

外傷歯の予防と対応

VI 外傷歯の予防と対応

1 スポーツマウスガードの作製法と注意点

1 マウスガード（図1）の目的

　スポーツ時の歯の外傷を予防するためには，マウスガードの装着を推奨する．マウスガードの目的を表1に示す．

　マウスガードは，その材料の具備条件である外からの衝撃を分散し吸収する機能（衝撃分散吸収能）によって，歯，歯周組織，口腔軟組織（口唇，頬粘膜，舌），顎骨や顎関節などを保護する役割がある．一般的には上顎に装着され，前方からの衝撃に対しては歯の破折・脱臼・脱落の予防，自身の歯による唇頬粘膜の外傷予防の効果が期待される．一方，下方からの衝撃に対しては下顎の打撲による歯，顎骨や顎関節の傷害防止，脳震盪の軽減などの効果が期待される．また，マウスガードは自身の歯・口腔軟組織および顎を守る目的だけでなく，歯によって起こる危険性のある相手への外傷を防ぐ役割もある．

　マウスガードの使用対象者は，競技者（アスリート）だけではなく，学校体育における児童・生徒も含む．

2 マウスガードの種類（図2）

　マウスガードの種類は，マウスフォームドタイプとカスタムメイドタイプに大別され

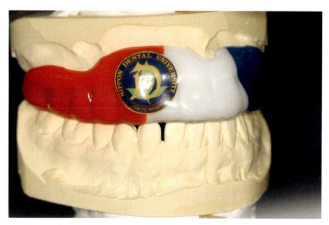

図1　ロゴマーク入りマルチレイヤータイプマウスガード

表1　マウスガードの目的

- スポーツ外傷の予防・軽減
  ⇒口腔内保護装置
  （選手自身だけでなく相手選手に対しても）
- 脳震盪の予防・軽減
- 頭位や顎位の安定
- 運動能力（スポーツパフォーマンス）の向上
- 心理的効果
- 経済的効果

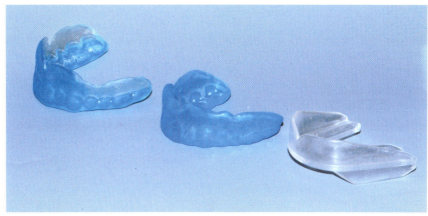

図2　マウスガードの種類：左からマルチレイヤータイプ，シングルレイヤータイプ，マウスフォームド（ボイルアンドバイト）タイプ

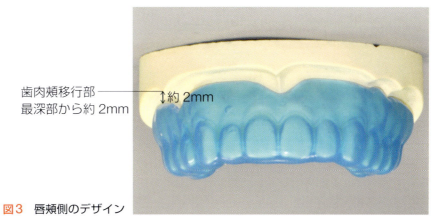

歯肉頬移行部
最深部から約2mm

↕約2mm

図3　唇頬側のデザイン

る．マウスフォームド（ボイルアンドバイト）タイプは，あらかじめ大きさの決まっているマウスガードを熱湯で軟化させ，口腔内で成形するもので市販品に多くみられる．装着感と安定感にかけるためカスタムメイドタイプを推奨する．カスタムメイドタイプは，歯科医院で歯肉頬移行部を含む歯列模型を用いて製作する．サーモフォーミングマシーンで軟化させたシートを模型上に圧接し成形するため，適合に優れる．一枚のシートで成形するもの（シングルレイヤータイプ）と複数のシートを重ね合わせて成形するもの（マルチレイヤータイプ）がある．マルチレイヤータイプは，特に衝撃がかかる部位を厚くすることが可能である．

3　マウスガードの基本デザイン

1．マウスガードの辺縁外形線の設定域

・前歯部唇側は歯肉頬移行部最深部から約2mm（または歯頸部から2/3，歯頸部より約4mmあたり）を外形辺縁とし，小帯部は十分に避ける（図3）．

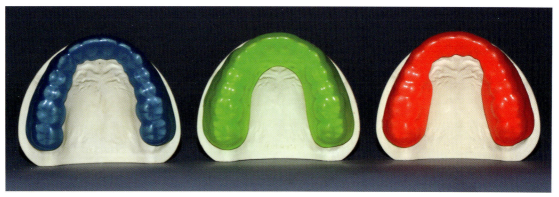

図4 口蓋側辺縁のデザイン（左から装着感・構音を重視したタイプ，強度・耐久性を重視したタイプ，折衷タイプ）

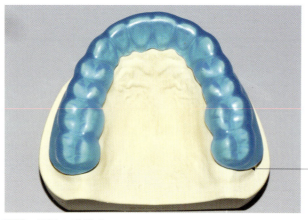

後縁は基本的に
第二大臼歯遠心部
までとする

図5 後縁のデザイン

- 口蓋側辺縁のデザインは，構音と装着感，強度や耐久性に影響を与える（図4）．
- 後縁は咬合に関与している第三大臼歯がある場合を除き，第二大臼歯遠心部までとする（図5）．違和感や嘔吐感を訴える場合は，第二大臼歯咬合面の半分，または第一大臼歯遠心部まで短縮する．

2. マウスガードの咬合面観

- 展開角を広くした0.5～1mmほどの圧痕を付与する程度で極力平らな面に仕上げる．

3. マウスガードの厚み

マウスガードの厚みは，スポーツの種類・ポジションなどを考慮し，十分な安全性と使用時の違和感の軽減を両立させる必要がある．

- **前歯部唇側面**：多くのマウスガード材は厚みが増すほど衝撃吸収能が上がるとされるため，直接外力が加わりやすい前歯部唇側面においては，基本的には約3mmの厚さを確保する．また，前歯部への強い衝撃が予測されるスポーツの場合は唇側を厚くする必要があるが，単に自身の歯による軟組織の裂傷の保護の目的を優先するのであるなら唇側

はさほど厚くする必要はない．
- **咬合面**：咬合面の厚さは，下顎に加わった外力による上下顎歯の咬合接触を和らげ，歯はもちろんのこと，顎関節や脳頭蓋に対するダメージを軽減させるクッションの役割をはたす．そのため，臼歯部で2mm，必要な場合は3mm程度の厚みとするのが望ましい．
- **臼歯部頬側面および舌側面**：臼歯部頬側面および舌側面は，外傷の予防よりもマウスガードの維持に関与する．そのため，違和感の軽減を優先する場合は，臼歯部頬側面では2mm，前歯から臼歯部全体の舌側面では1mmの厚さでよい．

スポーツによってマウスガードのデザイン（外形・厚さ）に影響を与える．

■ **マウスガードのデザインに影響を与える要素**

① **スポーツの種類**
　マウスガードの装着義務の有無
　マウスガードに関する規定の有無
　マウスガード以外の防具の有無（唇頬側の厚さに影響）

② **ポジション（以下の点に関連する）**
　喋る必要性（口蓋側の設定位置に関連）
　コンタクトの頻度（唇頬側の厚さに影響）
　運動の形態（動的・静的）（咬合面の圧痕深さに影響）
　クレンチングの頻度（咬合面の厚さに影響）

4　マウスガードのメインテナンス

- **清掃法**：プレー直後に軽く水洗いをしておき，その後内面を毛先の軟らかなブラシで清掃する．内面の汚れや臭いが強い場合は，義歯洗浄剤を溶かした水中に浸漬して洗浄することが推奨される（湯を用いると変形につながる危険性があるので注意）．また，マウスガードを装着したままスポーツドリンクを摂取する場合，スポーツドリンクカリエスの危険性があるため，マウスガードの清掃だけでなく，洗口あるいは口腔内のブラッシングが必要である．
- **保管法**：変形に特に注意をする．熱可塑性シートを成形して製作した場合は，高温にさらされると大きく変形してしまうため，高温になる場所を避けて保管する（熱湯，ストーブなど熱の発生するものの近く，車のボンネットなどを避ける）．使用後のマウスガードは清掃後，清潔な硬い容器に保管する．
- **点検**：毎回のマウスガード装着時には自己点検を行い，マウスガードに穴や傷のないこと，緩くなっていないかを確認する．外傷予防効果に支障をきたさないように異常があれば歯科医師に相談する．

（五味治徳）

VI 外傷歯の予防と対応

2 学校歯科医としての対応と注意点

1 はじめに

　幼児期の外傷は家庭内もしくは外遊び中に受傷することが多いが，学齢期の外傷は登校するところから下校するまでの学校管理下に受傷することが多い．

　独立行政法人日本スポーツ振興センターの統計によれば，災害共済給付制度の医療費は整形外科，眼科と歯科が多く，学校管理下の負傷が治ったあとに残った障害に対する障害見舞金の支給は年間で常に上位を占めているという状況である[1]．

　2001年の大阪府の池田小学校事件以降，「子どもたちが安心で安全な環境で学べることを保証しなければならない」ということで，2009年度の学校保健法の改定時に「学校保健安全法」に改称されてから「安全教育」に重点が置かれるようになった．

　本項においては，学校において提唱されている安全教育の紹介と学校歯科医としての筆者の経験からの提言を中心に述べたい．

2 学校における安全教育

　学校での安全教育では，校内への不法侵入者への対応や交通事故予防は地域警察署などが行っており，火災防止への安全教育は地域消防署などが行っている．本項ではおもに歯・口の外傷への安全教育について述べる．

　小学生では5年生，中学生2年生の保健の教科書に「けがの予防」「傷害の防止」として，安全教育をすることが義務づけられている．教室や校庭の後かたづけや整理整頓の必要性（図1），廊下，階段などでの出会いがしらの危険の予知などがイラストで紹介され，教科書に掲載されている[2]．

　2009年度の学校保健安全法施行の前後に歯・口のけがにスポットが当たり，学校での対応について写真を用いて，症例別に必要な情報が満載された冊子やリーフレットが多くの都道府県の歯科医師会や学校歯科医会から発行された（図2）．ただ，学校での受傷後の対応が中心なので，養護教諭向けの情報が多い．一方，日本スポーツ振興センター発行の「学校の管理下における歯・口のけが防止必携（図3）」には事例が掲載されていて，児童生徒向けにもなっている．

整理・整頓

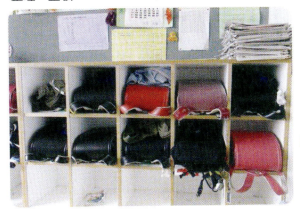

図1 保健の教科書「けがの防止」(森 昭三,ほか:小学校体育科教科書224学研／保健535 平成26年2月7日検定済.学研教育みらい,東京,16～17,20～21,2016.[2])

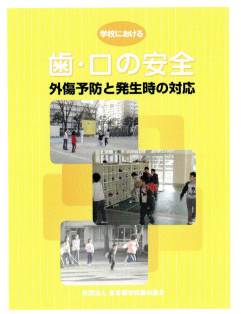

図2 東京都学校歯科医会発行の冊子

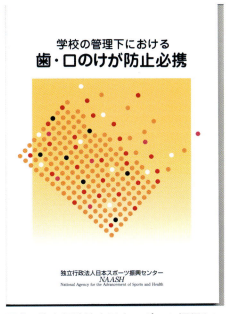

図3 独立行政法人日本スポーツセンター発行の冊子

3　受傷後の対応

　学校の管理下，つまり，登校の途中，学校生活の活動中，下校の途中に起こった歯・口の外傷を受傷すると，まずは保健室での対応となる．保健室においては，おもに養護教諭または担任が対応することになる．軽度な外傷は保健室で対応できるが，出血を伴う状況や歯の動揺，欠損を伴い，受診判断に困る場合は，学校歯科医への電話で判断を仰ぐこととなる．学校では入学時に保護者に質問し，かかりつけ医，かかりつけ歯科医を健康カードまたは保健調査票に記載してあるので，歯・口の外傷についてはかかりつけ歯科医への受診になることが一般的である．しかし，かかりつけ歯科医を持たない家庭もあり，かかりつけ歯科医が休診の場合は学校歯科医が対応することも多い．

4 学校歯科医の対応における注意点

　学校歯科医は養護教諭と常に連絡を保ち，保健室での初期対応の仕方，記録簿の整備，対応する場合の備品などについて相談しておくことが大切である．最近は，「歯の保存液」を常備することは一般的になったが，学校歯科医はアドバイスをお願いしたい．具体的には以下に示す．

1. 備品，記録

　備品については応急パックなどを常備するように指導しておくとよい．内容は，① 歯の保存液，② ガーゼ，タオル，③ ゴム手袋，ピンセット，④ 生理食塩水，⑤ 保冷材，⑥ かかりつけ歯科医や医療機関の連絡先など．遠足や校外活動にも携帯できる．もし，歯の保存液がなかった場合は，給食で配布される牛乳でもよいといわれている[3]．

　記録については，チェックリスト（氏名，年齢，住所，電話番号，発生した日時，発生した場所，発生原因，身体部位，外傷の状況，痛みの有無，意識の有無など）を用意しておくように指導する（図4）．多くの学校で児童生徒自身に記載させている場合があるが，正確を期すので周りにいる大人が記載するように指導してほしい．

2. 歯科医療機関を受診する場合

　歯を保存液に浸す場合，歯冠部を持ち，歯根部には触れないように指導しておく．加えて可及的に早く，できれば30分以内に歯科医療機関に受診するように指導しておく．

3. 歯科診療所での対応

　医療的な処置は他の章を参照していただきたい．治療以外の対応として事務処理がある．学校管理下での外傷は日本スポーツ振興センターでの災害共済給付を受けられる．昨今は私立学校，幼稚園，保育所も加入しているので確認されたい．なお，給付範囲は保険診療の範囲で，自由診療は給付外である．

　また，医療費の証明や「医療等の状況」の書類の記載費用は地区教育委員会と地区医師会，歯科医師会の協定により請求しない場合がほとんどである．全国的に「子ども医療費」が区市町村で無料化になっているが，日本スポーツ振興センターの災害共済給付制度を利用する場合（500点以下は利用できない），窓口で3割負担をお願いする（その後，保護者には4割が支給される）．

　生活保護家庭であっても窓口での支払いができる場合は，スポーツ振興センターの災害共済給付を受けてほしいと地区行政は指導している．

　同一の災害の負傷または疾病についての医療費の支給は，初診から最長10年間可能で

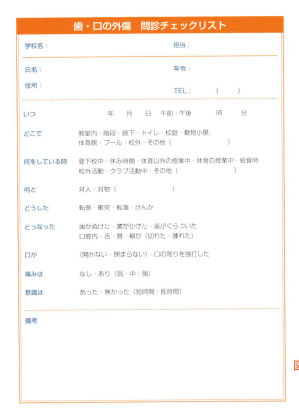

図4 チェックリストの案（東京都学校歯科医会「学校における歯・口の安全―外傷予防と発生時の対応―」より）

ある．

4. 医療者として

　歯・口の外傷が対人行動のなかで起こることも多く，加害者と被害者の関係になることが考えられる．昨今の保護者は，「お互いさま」という意識が希薄になっており，権利意識が強くなっているため，加害者，被害者の保護者同士のいさかいが目立つ．担任教諭も双方の間に入って苦労していると学校関係者から聞くことが多い．その対応としても正確な記録が必要であり，学校には必ずデジタルカメラがあるので，口腔内写真を撮っておくことをお勧めしたい．

　また，学校歯科医は，感情を持ち込むことなく，被害者，加害者の間には入らないように，医療者として客観的に判断，発言するように努めることが肝要である．

5. 最後に

　公立の保育所，幼稚園の園嘱託歯科医や，公立学校の学校歯科医は非常勤職員であり，半公務員であるので，医療者であるから医療だけしていれば良いというものではない．私立の園，学校も基本的には同じである．よって，制度を理解し，児童生徒，保護者，学校側に寄り添い，対応を図られたい．

　また，本来，学校という場所は「すべての活動は教育を目的として行われる」ことを念

頭に置き，医療専門職であるので外傷に対する医療処置はもちろんであるが，今後の学校歯科医は「安全教育」にも力を注いで頂きたい．

(丸山進一郎)

VII

歯の外傷の教育と現状

VII 歯の外傷の教育と現状

1 歯学教育カリキュラムにおける「歯の外傷」

　歯に対する外傷は機能の障害となるだけでなく，審美性を損なうことが多く，さらに場合によっては精神面にもダメージを与えることがある．これらの外傷は運動能力の発達過程にある小児に多発することから，外傷に対するケアの必要性は保護者のみならず，保育園，幼稚園，小学校などの施設における教職員にも及ぶ．特にコンクリートなどに囲まれた社会環境の変化やスポーツの振興がさらに外傷を誘発している．

　高齢者においても，運動機能の低下による転倒や，ブラキシズム，クレンチングなど過剰な咬合力による歯冠破折や歯根破折が発症し，その結果歯を失うことも少なくない．これらの外傷に対しては的確な診断とすみやかな対応が歯の生命に関わり，ひいては全身の健康状態に大きな影響を与えることとなる．

　歯の外傷に関する歯学教育は，欧米において1950年代からすでに行われており，その後日本においても小児歯科を中心に行われてきた．1998年には日本外傷歯学会が設立され，2008年には「外傷歯治療のガイドライン」が制定されている．現在，歯の外傷に対しての対応は小児歯科学，口腔外科学，歯冠修復学，歯内療法学，歯周病学，歯科補綴学，口腔インプラント学，歯科矯正学に関わるすべての知識と技術が必要とされる．したがって，歯の外傷学は多岐にわたる学問体系から構築された総合的な学問といえる．

　日本における歯の外傷に関する歯学教育は，各歯学部・歯科大学において必ずカリキュラムに入れられており，講義，実習などのさまざまな方略により教育されている．特に卒前教育では日本の歯学教育の基盤となっている歯学教育モデル・コア・カリキュラムにおいて，歯の外傷について以下のような学修目標が掲げられている．

> E．臨床歯学
>   E-2-4)-(2) 外傷
>   ① 外傷の種類，特徴及び治癒過程を説明できる．
>   ② 外傷の治療方針（治療の優先順位）を説明できる．
>   ③ 歯の外傷と歯槽骨骨折の原因，種類，症状，診断法及び治療法を説明できる．
>   ④ 顎顔面骨折の原因，種類，症状，診断法及び治療法を説明できる．
>   ⑤ 軟組織損傷の分類，症状及び処置法を説明できる．
>   E-4-2) 小児の歯科治療
>   ⑦ 小児の歯の外傷・粘膜疾患の診察，検査，診断，処置法及び予後を説明できる．
> G．臨床実習の内容と分類
>   水準Ⅲ（指導者の介助をする）
>   外傷歯の処置，失活歯の漂白処置，歯内-歯周病変の処置，断髄法，アペキシフィ

ケーション，ヘミセクション

また，国家試験出題基準において，外傷に関連しているのは，以下のとおりである．

歯科医学各論
  Ⅰ 成長発育に関連した疾患・病態
    4 歯の外傷
     ア　歯の外傷の状況と影響
       a 乳歯と永久歯外傷の疫学　　b 外傷の分類
       c 外傷歯と後継永久歯への影響
     イ　診察と診断，治療方針
     ウ　乳歯・幼若永久歯の外傷の処置と経過
     オ　小児の歯の外傷の予防
       a スポーツによる歯の外傷の予防　　b 児童虐待と歯の外傷
  Ⅱ 歯・歯髄・歯周組織の疾患
    2 歯髄疾患，根尖性歯周疾患
     ア　歯髄疾患，根尖性歯周疾患の病因と病態
       d 歯の外傷
     イ　歯髄疾患，根尖性歯周疾患の治療
       i 外傷歯の治療

さらに，卒後教育のスタートとなる歯科医師臨床研修においても，厚生労働省が以下のような到達目標を掲げている．

4）応急処置
【一般目標】
    一般的な歯科疾患に対処するために，応急処置を要する症例に対して，必要な臨床能力を身に付ける．
【行動目標】
    (1) 疼痛に対する基本的な治療を実践する．
    (2) 歯，口腔及び顎顔面の外傷に対する基本的な治療を実践する．
    (3) 修復物，補綴装置等の脱離と破損及び不適合に対する適切な処置を実践する．

以上のように，外傷についての教育は卒前・卒後を通じて，一貫して行われており，外傷への対応能力は歯科医師にとって必要不可欠となっている．しかし，外傷に対する診断や処置は症例によって迷うこともあり，結果その歯を失うことにつながる場合も少なくない．本書はこれまでの研究結果や臨床経験に基づいたエビデンスから，的確な診断と処置方法を示したものである．外傷は想定されるものでなく，いきなり飛び込んでくるものであり，緊急な判断が必要とされる．したがって，歯の外傷に関する知識，態度，技能は生涯学習として継続的に修得すべき内容である．

（関本恒夫）

VII 歯の外傷の教育と現状

2 歯の外傷の頻度と予後

1 歯の外傷の頻度

　歯の外傷は，すべての外傷のなかでは5％程度といわれ，全身の外傷に比べるとそれほど頻繁ではない．しかし，年齢を0～6歳に限定すると，すべての外傷のうち17％が歯の外傷である[1]．一方，歯の外傷の頻度は，国や地域，年齢，性別，経済的環境などによってさまざまである．近年，各国において行われた歯の外傷に関する疫学研究の結果を**表1**にまとめた[2]．これらの結果から，歯の外傷の頻度は4.9％から66.6％までさまざまである．すなわち，サンプリングの違いによって歯の外傷の頻度は大きく変わる可能性がある．日本では，受傷後に来院した小児1,175名を対象に全国28大学の小児歯科で実態調査を行った日本小児歯科学会の報告[3]があるものの，十分な疫学調査はなされていない．そこで，海外での報告を含めて，歯の外傷の頻度について述べてみたい．

1. 受傷年齢分布

　年齢が外傷歯の頻度に関係することはよく知られている．過去の研究では，歯の外傷の92％は34歳以前に起こるといわれ[4]，歯に外傷を受ける頻度は特定の年齢層で高いことが報告されている．Altunら[5]は6歳と8～10歳，Eyubogluら[6]は8～10歳，Diazら[7]は7～9歳と10～12歳，NavabazamとFarahani[8]は9～10歳で最も多く歯の外傷が起こると報告している．日本においては，乳歯では1～3歳，永久歯では7～9歳が多い（**図1**）．

表1　歯の外傷の頻度（Zaleckieneら，2014.[2] を引用改変）

著者	発行年	国名	対象（名）	年齢（歳）	頻度（％）
Fakhruddin, et al.[14]	2008	カナダ	2422	12, 14	11.4
Eyuboglu, et al.[6]	2009	トルコ	653	1～15	4.9
David, et al.[11]	2009	南インド	838	12	6.0
Diaz, et al.[7]	2010	チリ	—	7～12	66.6
Bendo, et al.[21]	2010	ブラジル	1612	11～14	17.1
Navabazam & Farahami[8]	2010	イラン	1440	9～14	27.6
Taiwo, et al.[15]	2011	ナイジェリア	719	12	15.2
Kumar, et al.[16]	2011	インド	963	12～15	14.4
Jorge, et al.[43]	2012	ブラジル	891	15～19	24.7

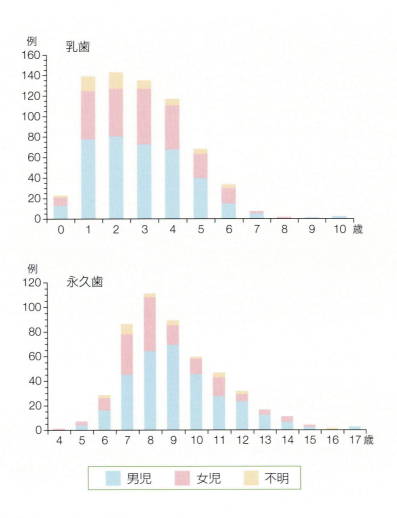

図1　歯の外傷の受傷時年齢（日本小児歯科学会，1996.[3]）

2．性　差

　歯の外傷の頻度に影響する因子としては，性別がある．過去の報告によれば歯の外傷の男女比は1.5〜2.5：1といわれている[4, 7-10]．すなわち，男児は女児の少なくとも約2倍は歯の外傷を経験していることになる．日本においても，男児は女児よりも多く，永久歯では男児が女児の約2倍であった（図1）．男児に多い理由としては，コンタクトスポーツへの参加，友人とのけんか，交通事故に遭う頻度との関連が挙げられる[5, 6, 10, 11]．さらに，男児が女児と比べてより活動的であることに対して，女児は男児と比べてより慎重な行動をとるということも関係している[8]．しかし，最近では女児のスポーツ活動への参加により受傷頻度の男女比も変化してきている[12]．そこで，外傷の予測因子としては性別ではなく，活動状況や環境がより関与するようになってきている[13]．

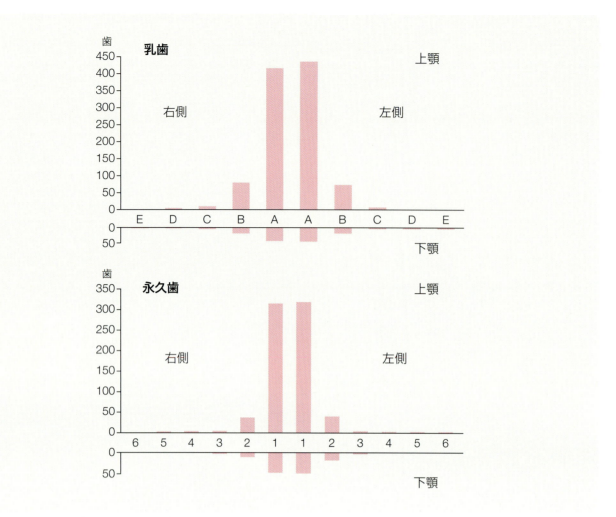

図2 部位別受傷歯数（日本小児歯科学会，1996.[3]）

3. 好発部位

　上顎乳中切歯と永久中切歯は，乳歯列と永久歯列において最も外傷を受ける頻度が高い．上顎中切歯での外傷の頻度は66.7％，次いで，側切歯では17.4％である[14-16]．日本においても，外傷は上顎前歯に起こることが多く，上顎乳中切歯と永久中切歯で70％以上を占める．次いで，乳歯では上顎乳側切歯，下顎乳中切歯，下顎乳側切歯の順に多く，永久歯では下顎中切歯，上顎側切歯，下顎側切歯の順に多い（図2）．一方，犬歯や臼歯では受傷頻度は少ない．

4. 受傷原因

　受傷原因には歩行中の転倒，スポーツ外傷，自転車での転倒，交通事故，身体的暴力などが上位に挙げられる．スポーツ外傷は，歯の外傷のおもな原因の一つであるが，そのリスクによって分類がなされている．すなわち，ハイリスクに分類されるのは，アメリカン

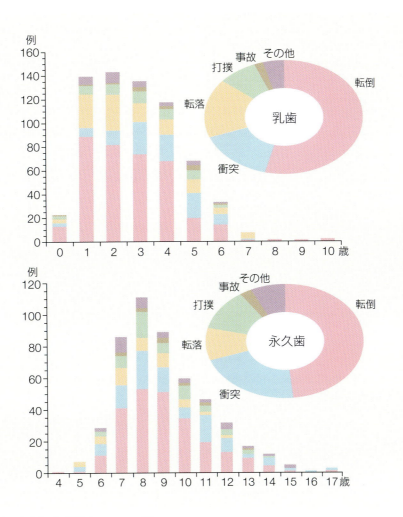

図3　外傷の受傷原因（日本小児歯科学会，1996.[3]）

フットボール，ホッケー，アイスホッケー，ラクロス，格闘技，ラグビー，スケートなどで，ミディアムリスクに入るのは，バスケットボール，ハンドボール，ダイビング，スカッシュ，体操，水球などである[17]．さらに新しいタイプの顔面外傷として，交通事故時に自動車のエアバックによる顔面外傷が起きている[18]．

身体的暴力に関わる歯の外傷は増加傾向にあり[6,15,19]，歯科医師は被虐待児の第一発見者となる可能性がある．米国における調査では，約30％の歯科医師が小児虐待の疑念を持ったことがあるものの，実際に通告を行ったことがあるのは9～14％に過ぎないと報告している[20]．そのほかにも，全身麻酔における気管内挿管時の歯の外傷，てんかん発作時の転倒による外傷，舌ピアスや口唇ピアスによる歯の外傷があることも知っておかなければならない[2]．日本では，乳歯の受傷原因は転倒の占める割合が50％を超え，次いで衝突，転落が多い．永久歯でも転倒が最も多く，次いで衝突，打撲が多い（図3）．2歳以下では転落が多く，3歳からは衝突の割合が高くなる．また，永久歯では乳歯に比べ，衝突の割合が高くなる．

5. 受傷場所

　歯の外傷が頻繁に起こる場所としては，家庭と学校が挙げられる．男女別にみると，男児は学校での頻度が高く，次が家庭であるのに対して，女児はその逆である[9, 14, 21]．日本では，乳歯の外傷は45％が家庭で起こり，次いで道路・公園が24％，保育園・幼稚園が16％である．永久歯の外傷は，学校が約50％と最も多く，次いで道路・公園が約35％であり，家庭は約10％と少ない．

6. 受傷様式

　受傷様式は，乳歯列と永久歯列で異なるが，国や地域によって多少の変化がみられる．乳歯では，亜脱臼が38.6％と最も多く，次いで側方脱臼（22.5％）が多いのに対して，永久歯ではエナメル－象牙質破折が32％と最も多い[4, 6, 7]．日本では，乳歯で破折は約20％と少なく，永久歯では歯冠や歯根の破折が約50％と多く，特に8歳以降では破折の割合が高い．一方，脱臼性の損傷は年少児ほど起こしやすく，破折と合併することも多い．外傷歯は，通常は1歯のみにみられることが多いが，スポーツ外傷，身体的暴力，交通事故などでは複数歯が受傷することになる．

7. 歯の受傷に関連する因子

　個々の咬合状態などの解剖学的特徴は，歯の外傷の予測因子となる．最も多く報告されている予測因子はⅡ級1類の不正咬合，3mm以上のオーバージェット，無力唇，そしてスポーツ中のマウスガードの不使用である．3mm以上のオーバージェットの小児は3mm以下の小児と比べて，歯の外傷のリスクは5.4倍である[22]．唇で歯を覆うことができない無力唇の小児では，無力唇でない小児と比べて，歯の外傷のリスクは4倍となる[23]．これらの因子では，歯の外傷において上顎前歯部の受傷頻度が高く，犬歯唇側転位を含む叢生症例では口腔粘膜の損傷を生じやすい．一方，反対咬合では下顎前歯の受傷が多い．

2　歯の外傷の予後

　歯の外傷の最も好ましい予後は，歯髄とその周囲組織の治癒であるが，しばしば歯髄壊死，根尖性歯周炎，歯冠の変色，歯根の外部吸収，などが生じることがある．歯の外傷の予後は，外傷のタイプ，治療を受けるまでの時間，そして歯科医師の知識と技術に関連している．さらに，外傷の数か月後から数年後に問題が起こりうることも考慮しなければならない．

　エナメル質に実質欠損を伴わない歯冠の不完全破折による歯髄壊死はほとんどなく，2〜

5％程度である[24]．実質欠損を伴う歯冠破折のような重度な外傷での歯髄生存率は63〜94％である[25]．このような外傷歯が適切に治療されれば，長期にわたる歯髄の生存率は75.8％になる[25]．したがって，治療法の選択と外傷から治療開始までの時間が予後に影響する．露髄を伴う歯冠破折では，一般的に直接覆髄法もしくは生活歯髄切断法が選択される．直接覆髄法による歯髄生存の成功率は低く，処置した歯の45.5％に歯髄壊死がみられる[25]．一方，部分的生活歯髄切断法の成功率は高く，歯髄壊死が起こるのはわずか13.6％である[25]．また，水平性歯根破折における歯髄の生存率は60〜80％と報告されている[26-29]．

歯髄壊死は，歯髄への神経血管系の循環障害の程度に関連する．循環障害の程度は，脱臼のタイプ，根尖の形成程度，治療のクオリティによって決まる．したがって，歯髄壊死は根完成歯では頻繁に起こり，根未完成歯ではまれである[30-32]．脱臼歯における歯髄壊死の頻度は17〜100％であり，外傷の程度によって大きく差がある[31, 33]．

側方脱臼，完全脱臼，陥入は，歯根の外部吸収や置換性吸収（骨性癒着）などのさらに重度な障害と関連する．側方脱臼は歯周組織の損傷だけでなく，唇側の歯槽骨の損傷も伴う．完全脱臼は歯根膜の重篤な損傷を伴い，完全脱臼歯の再植後に歯根の炎症性吸収を生じる[34]．陥入は歯根膜と歯根表面の交通が遮断され，歯根の外部吸収を起こす確率が高くなる．

歯根の外部吸収における表面吸収，炎症性吸収，置換性吸収は脱臼歯の予後に関係する．炎症性吸収は，外傷時の歯周組織への損傷，歯髄の壊死，根管内や象牙細管内の細菌の存在に関連している．よって，適切な根管治療を行うことにより，炎症性吸収はコントロールすることが可能である[34-36]．置換性吸収は，再植歯の歯根膜が長時間乾燥状態のままにされたり，不適切な治療手技によることが原因で生じる[37, 38]．歯根吸収が生じる頻度は，完全脱臼後の再植歯では57〜80％，陥入した歯では38〜66％である[39-42]．成長期の患者で骨性癒着が起こると，低位歯の存在が歯槽骨と顔面の成長に障害を生じることになる．これらを防ぐには，外傷を受けた場所での適切な応急処置とその後の歯科医師による適切な治療が不可欠である．そこで，歯科医師自身が歯の外傷に関する知識と技術のアップデートを常に行うだけでなく，保護者，学校の先生，スポーツのコーチなどが外傷歯の扱いに関する基本的知識を持つことも重要である．

（苅部洋行）

文 献

Ⅰ編　歯の外傷の概要と診査診断

4. 全身状態に配慮した診査法
1) 月星光博：患者の生涯の健康を考えるミニマルインターベンション．J Health Care Dent，9：4-23，2007．

5. 歯の外傷を診査するためのエックス線撮影法
1) 荒木和之：咬合法．岡野友宏，小林　馨，有地榮一郎編，歯科放射線学，第6版，医歯薬出版，東京，120-124，2018．

6. 外傷歯に対する歯科用コーンビームCT（CBCT）の利点
1) 月星光博：外傷歯の診断と治療（増補新版）．クインテッセンス出版，東京，11-12，2009．

Ⅱ編　外傷歯の治療

1. 歯の外傷時の固定法
1) 大出祥幸，三浦みつ子：乳歯ならびに根未完成永久歯の脱臼の処置．Quintessence，8：735-744，1998．
2) 三浦みつ子，大出祥幸，菊池　進：再植した根未完成永久歯の根尖ならびに歯周組織の病理組織学的研究．歯学，77：189-229，1989．
3) 栗田佐智子，大出祥幸，菊池　進：歯周靱帯の損傷が再植した根未完成永久歯に根管充塡した水酸化カルシウムの浸透に及ぼす影響について．歯学，80：695-730，1992．
4) 白瀬敏臣，大出祥幸，菊池　進：歯周靱帯の損傷が再植した根未完成永久歯の歯周組織に及ぼす影響について．歯学，80：1080-1124，1993．
5) 酒寄浩章，大出祥幸，菊池　進：歯槽窩壁の損傷が再植した根未完成永久歯の歯周組織に及ぼす影響について．小児歯誌，34：875-910，1996．
6) 楊　秀慶，大出祥幸，荻原和彦：再植した根未完成永久歯の歯髄が歯周組織に及ぼす影響について（第1報）動揺度ならびに臨床観察による評価．小児歯誌，36：883-895，1998．
7) 村松健司，大出祥幸，荻原和彦：イヌ根未完成永久歯の再植後における歯質と歯周組織の変化　再植後5週目に施した$Ca(OH)_2$填塞の影響．小児歯誌，39：159-172，2001．
8) 黒田暁洋，白瀬敏臣，荻原和彦：イヌ根未完成永久切歯における自家移植の機能的組織回復に関する研究　移植歯根表面性状の違いによる影響．小児歯誌，42：642-652，2004．

3. 歯の破折

①永久歯の歯冠破折

1. 単純性歯冠破折

1) 菅原佳広：ダイレクトボンディングによる前歯部の審美修復．歯科審美，25（2）：147-151，2013．
2) 菅原佳広：コンポジットレジン修復？　前歯部へのCR充塡．辻本恭久，三橋　純：これが決め手！マイクロスコープの臨床．ヒョーロンパブリッシャーズ，東京，92-97，2017．

②乳歯の歯冠破折

1) 河上智美編著：歯科国試パーフェクトマスター小児歯科学．第3版，医歯薬出版，東京，17，40，85，88，2016．
2) 新谷誠康編：小児歯科学ベーシックテキスト．第1版，永末書店，京都，309，2016．
3) 日本歯内療法学会編：歯内療法ガイドライン．2009．

③歯冠歯根破折

1. 単純性歯冠歯根破折

1) Yilmaz Y, et al.：Evaluation of success in the reattachment of coronal fractures. Dent Traumatol, 24（2）：151-158, 2008.
2) Capp CI, et al.：Reattachment of rehydrated dental fragment using two techniques. Dent Traumatol,

25（1）：95-99, 2009.
3) Reis A, et al.：Re-attachment of anterior fractured teeth：fracture strength using different techniques. Oper Dent, 26（3）：287-294, 2001.

2．複雑性歯冠歯根破折

1) Nevins M, Skurow HM：The intracrevicular restorative margin, the biologic width, and the maintenance of the gingival margin. Int J Periodontics Restorative Dent, 4（3）：30-49, 1984.
2) Gargiulo AW, Wenz FM, Orban B：Dimensions and relations of the dentogingival junction in humans. J Periodontal, 32：261-267, 1961.
3) Ingber JS, Rose LF, Coslet JG：The "biologic width" --a concept in periodontics and restorative dentistry. Alpha Omegan, 70（3）：62-5, 1977.
4) 月星光博：外傷歯の診断と治療（増補新版）．クインテッセンス出版，東京，2009．
5) 北村和夫，内山英樹，勝海一郎：外傷歯の治療の諸問題．日本歯科評論，64（3）：119-126, 2004．
6) 北村和夫：意図的再植による外科的歯根挺出例．須田英明，井上美津子，杉山芳樹，都築民幸編，よくわかる外傷歯　症例から学ぶ治療のエッセンス，デンタルダイヤモンド社，東京，68-71, 2010．
7) 北村和夫：複雑性歯冠歯根破折と単純性歯冠破折を同時に起こした症例．北村和夫，貞光謙一郎編，臨床力アップにつながる　歯の破折の診断と処置　診断・治療，デンタルダイヤモンド社，東京，52-56, 2014．

④永久歯の歯根歯折

1．水平性歯根破折

1) 石井　宏ほか：歯牙破折の分類・診査・診断・マネージメント．デンタルダイヤモンド社，東京，2015．

2．垂直性歯根破折

1) Sjögren U, Hagglund B, Sundqvist G, Wing K：Factors affecting the long-term results of endodontic treatment. J Endod, 16（10）：498-504, 1990.
2) Adorno CG, Yoshioka T, Suda H：Crack initiation on the apical root surface caused by three different nickel-titanium rotary files at different working lengths. J Endod, 37（4）：522-525, 2011.
3) Moule AJ, Kahler B：Diagnosis and management of teeth with vertical roof fractures. Aust Dent J, 44：75-87, 1999.
4) Berman LH, Hartwell GR：Diagnosis；Hargreaves KM, Cohen S：Pathways of the pulp. 10th ed., Mosby, St Louis, 25-31, 2011.
5) 五十嵐　勝，北島佳代子，新井恭子：歯冠歯根破折を伴う上顎小臼歯に対する根管内接着法と意図的再植術の応用．日歯内療誌，38：114-121, 2017．
6) Sugaya T, Kawanami M, Noguchi H, et al.：Periodontal healing after bonding treatment of vertical root fracture. Dent Traumatol, 17：174-179, 2001.
7) Hayashi M, Kinomoto Y, Takeshige F, et al.：Prognosis of intentional replantation of vertically fractured roots reconstructed with dentin-bonded resin. J Endod, 30：145-148, 2004.
8) 長谷川晃嗣：破折歯を保存するための取り組み①　接着を用いた生活歯の破折への対応．日本歯科評論，77（2）：57-64, 2017．
9) 眞坂こづえ，眞坂信夫：破折歯を保存するための取り組み②　接着を用いた失活歯の破折への対応．日本歯科評論，77（2）：65-74, 2017．
10) 天川　丹，石井信之：根管内歯根接着法による垂直歯根破折歯への臨床応用．日歯内療誌，31：182-187, 2010

4．歯の脱臼

⑤歯の完全脱臼

1．永久歯の完全脱臼

1) 白瀬敏臣，内川喜盛：小児の外傷歯の生理的固定法．小児歯科臨床，22：68-72, 2017．

2．乳歯の完全脱臼

1) 白瀬敏臣ほか：乳歯再植の術後経過の1例．小児歯誌，42：561-568, 2008．

Ⅲ編　外傷歯のその他の治療法（抜歯や歯髄除去を行う前に）

1. 脱落歯の再植にみる外傷歯治療の変遷

1) 北村和夫：歯根外部吸収・歯根内部吸収．木ノ本喜史編著，偶発症・難症例への対応，ヒョーロン・パブリッシャーズ，東京，151-178，2014．

2. 抜髄された複雑性歯冠破折歯への対応

1) Love RM：Bacterial penetration of the root canal of intact incisor teeth after a simulated traumatic injury. Endod Dent Traumatol, 12（6）：289-293, 1996.
2) Andreasen FM：Transient apical breakdown and its relation to color and sensibility changes after luxation injuries to teeth. Endod Dent Traumatol, 2（1）：9-19, 1986.
3) Egusa H, Sonoyama W, Nishimura M, Atsuta I, Akiyama K：Stem cells in dentistry-part I：stem cell sources. J Prosthodont Res, 56（3）：151-165, 2012.
4) Trevino EG, Patwardhan AN, Henry MA, Perry G, Dybdal-Hargreaves N, Hargreaves KM, Diogenes A：Effect of irrigants on the survival of human stem cells of the apical papilla in a platelet-rich plasma scaffold in human root tips. J Endod, 37（8）：1109-1115, 2011.

3. 外傷を受けた幼若永久歯の歯内療法

1) 木村光孝，松本光吉ほか：幼若永久歯の歯内療法学-基礎と臨床―．クインテッセンス出版，東京，10-11，1997．
2) Iwaya S, Ikawa M, Kubota M：Revascularization of an immature permanent tooth with apical periodontitis and sinus tract. Dent Traumatol,17（4）：185-187, 2001.
3) ENDODONTICS：Colleagues for excellent newsletter. Regenerative endodontics. 2013 American Association of Endodontists. American Association of Endodontists 211 E. Chicago Ave. Suite 1100 ChicagoIL 60611-2691.

Ⅳ編　外傷歯の病理学，治癒

1. 歯根膜再生と完全脱臼歯の治癒を考える

④歯根膜の損傷度は治癒にどのように影響するのか？

1) 白瀬敏臣，大出祥幸，菊池進：歯周靱帯の損傷が再植した根未完成永久歯の歯周組織に及ぼす影響について．歯学，80：695-730，1992．
2) 白瀬敏臣，大出祥幸：イヌの再植実験結果の小児外傷歯への臨床応用．歯学，89（春季特集）：111-115，2002．

Ⅵ編　外傷歯の予防と対応

2. 学校歯科医としての対応と注意点

1) 独立行政法人日本スポーツ振興センター：学校の管理下における歯・口のけが防止必携．初版，独立行政法人日本スポーツ振興センター，東京，2008．
2) 森　昭三，ほか：小学校体育科教科書224学研／保健535 平成26年2月7日検定済．学研教育みらい，東京，16〜17，20〜21，2016．
3) 社団法人東京都学校歯科医会学術研究委員会：学校における歯・口の安全―外傷予防と発生時の対応．社団法人東京都学校歯科医会，東京，2006．
4) 一般社団法人日本学校歯科医会学術委員会：学校歯科医の活動指針 平成27年改訂版．一般社団法人日本学校歯科医会，東京，1〜3，5〜8，30〜31，77〜93，2015．

Ⅶ編　歯の外傷の教育と現状

2. 歯の外傷の頻度と予後

1) Eilert-Petersson E, Andersson L, Sorensen S：Traumatic oral vs non-oral injuries. An epidemiological study during one year in a Swedish county. Swed Dent J, 21：55-68, 1997.
2) Zaleckiene V, Peciuliene V, Brukiene V, Drukteinis S：Traumatic dental injuries：etiology,

prevalence and possible outcomes. Stomatologija, 16 (1) : 7-14, 2014.
3) 日本小児歯科学会：小児の歯の外傷の実態調査．小児歯誌，34：1-20，1996．
4) Lam R, Abbott P, Lloyd C, Lloyd C, Kruger E, Tennant M : Dental trauma in an Australian rural centre. Dent Traumatol, 24 : 663-670, 2008.
5) Altun C, Ozen B, Esenlik E, Guven G, Gürbüz T, Acikel C, et al. : Traumatic injuries to permanent teeth in Turkish children, Ankara. Dent Traumatol, 25 : 309-313, 2009.
6) Eyuboglu O, Yilmaz Y, Zehir C and Sahin H : A 6-year investigation into types of dental trauma treated in a paediatric dentistry clinic in Eastern Anatolia Region, Turkey. Dent Traumatol, 25 : 110-114, 2009.
7) Díaz JA, Bustos L, Brandt AC and Fernández BE : Dental injuries among children and adolescence aged 1-15 years attending to public hospital in Temuco, Chile. Dent Traumatol, 26 : 254 261, 2010.
8) Navabazam A, Farahani SS : Prevalence of traumatic injuries to maxillary permanent teeth in 9- to 14-yearold school children in Yazd, Iran. Dent Traumatol, 26 : 154-157, 2010.
9) Noori AJ, Al-Obaidi WA : Traumatic dental injuries among primary school children in Sulaimani city, Iraq. Dent Traumatol, 25 : 442-446, 2009.
10) Naidoo S, Sheiham A, Tsakos G : Traumatic dental injuries of permanent incisors in 11- to 13-year-old South African schoolchildren. Dent Traumatol, 25 : 224-228, 2009.
11) David J, Åstrøm AN, Wang NJ : Wang Factors associated with traumatic dental injuries among 12-year-old schoolchildren in South India. Dent Traumatol, 25 : 500-505, 2009.
12) Traebert J, Bittencourt DD, Peres KG, Peres MA, de Lacerda JT, Marcenes W : Aetiology and rates of treatment of traumatic dental injuries among 12 years-old schoolchildren in a town in southern Brazil. Dent Traumatol, 22 : 173-178, 2006.
13) Glendor U : Epidemiology of traumatic dental injuries – a 12 year review of the literature. Dent Traumatol, 24 : 603-611, 2008.
14) Fakhruddin KS, Lawrence HP, Kenny DJ, Locker D : Etiology and environment of dental injuries in 12- to 14-year-old Ontario schoolchildren. Dent Traumatol, 24 : 305-308, 2008.
15) Taiwo OO, Jalo HP : Dental Injuries in 12-year old Nigerian students. Dent Traumatol, 27 : 230-234, 2011.
16) Kumar A, Bansal V, Veeresha KL, Sogi GM. Prevalence of traumatic dental injuries among 12- to 15-year-old schoolchildren in Ambala district, Haryana, India. Oral Health Prev Dent, 9 : 301-305, 2011.
17) Federation Dentaire Internationale (FDI), Commission on Dental Products, Working Party No. 7, 1990.
18) Mouzakes J, Koltai PJ, Kuhar S, Bernstein DS, Wing P, Salsberg E : The impact of airbags and seat belts on the incidence and severity of maxillofacial injuries in automobile accidents in New York State. Arch Otolaryngol Head Neck Surg, 127 : 1189-1193, 2001.
19) Hecova H, Tzigkounakis V, Merglova V, Netolicky J : A retrospective study of 889 injured permanent teeth. Dent Traumatol, 26 : 466-475, 2010.
20) Ramos-Gomez F, Rothman D, Blain S : Knowledge and attitudes among California dental care providers regarding child abuse and neglect. J Am Dent Assoc, 129 : 340-348, 1998.
21) Bendo CB, Paiva SM, Oliveira AC, Goursand D, Torres CS, Pordeus IA, et al. : Prevalence and associated factors of traumatic dental injuries in Brazilian schoolchildren. J Public Health Dent, 70 : 313-318, 2010.
22) Gupta S, Kumar-Jindal S, Bansal M, Singla A : Prevalence of traumatic dental injuries and role of incisal overjet and inadequate lip coverage as risk factors among 4-15 years old government school children in Baddi-Barotiwala Area, Himachal Pradesh, India. Med Oral Patol Oral Cir Bucal, 16 : e960-965, 2011.
23) Soriano EP, Caldas Jr AF, Carvalho MVD, Amorim Filho HdeA : Prevalence and risk factors related to traumatic dental injuries in Brazilian schoolchildren. Dent Traumatol, 23 : 232-240, 2007.
24) Borssen E, Holm AK : Treatment of traumatic dental injuries in cohort of 16-year-olds in northern Sweden. Endod Dent Traumatol, 16 : 276-281, 2000.
25) Blanco LP : Treatment of crown fractures with pulp exposure. Oral Surg Oral Med Oral Pathol Oral

Radiol Endod, 82 : 564-568, 1996.
26) Cvek M, Andreasen JO, Borum MK. Healing of 208 intra-alveolar root fractures in patients aged 7-17 years. Dent Traumatol, 17 : 53-62, 2001.
27) Andreasen JO, Andreasen FM, Mejàre I, Cvek M : Healing of 400 intra-alveolar root fractures. 1. Effect of pre-injury and injury factors and severity of dislocation. Dent Traumatol, 20 : 192-202, 2004.
28) Andreasen JO, Andreasen FM, Mejàre I, Cvek M : Healing of 400 intra-alveolar root fractures. 2. Effect of treatment factors such as treatment delay, repositioning, splinting type and period and antibiotics. Dent Traumatol, 20 : 203-211, 2004.
29) Cvek M, Mejàre I, Andreasen JO : Healing and prognosis of teeth with intra-alveolar fractures involving the cervical part of the root. Dent Traumatol, 18 : 57-65, 2002.
30) Lee R, Barrett EJ, Kenny DJ : Clinical outcomes for permanent incisor luxations in a pediatric population. II. Extrusions. Dent Traumatol, 19 : 274-279, 2003.
31) Nikoui M, Kenny DJ, Barrett EJ : Clinical outcomes for permanent incisor luxations in a pediatric population. III. Lateral luxations. Dent Traumatol, 19 : 280-285, 2003.
32) FerrazziniPozzi EC, von Arx T : Pulp and periodontal healing of laterally luxated permanent teeth : results after 4 years. Dent Traumatol, 24 : 658-662, 2008.
33) Humphrey JM, Kenny DJ, Barrett EJ : Clinical outcomes for permanent incisor luxations in a pediatric population. I. Intrusions. Dent Traumatol, 19 : 266-273, 2003.
34) Pohl Y, Filippi A, Kirschner H : Results after replantation of avulsed permanent teeth. I. Endodontic considerations. Dent Traumatol, 21 : 80-92, 2005.
35) Trope M : Luxation injuries and external root resorption - etiology, treatment and prognosis. J Calif Dent Assoc, 28 : 860-866, 2000.
36) Andreasen JO, Borum M, Jacobsen HL, Andreasen FM : Replantation of 400 avulsed permanent incisors. I. Diagnosis of healing complications. Endod Dent Traumatol, 11 : 51-58, 1995.
37) Donaldson M, Kinirons MJ : Factors affecting the time of onset of resorption in avulsed and replanted incisor teeth in children. Dent Traumatol, 17 : 201-205, 2001.
38) Fuss Z, Tsesis I, Lin S. Root resorption - diagnosis, classification and treatment choices based on stimulation factors. Dent Traumatol, 19 : 175-182, 2003.
39) Majorana A, Bardellini E, Conti G, Keller E, Pasini S : Root resorption in dental trauma : 45 cases followed for 5 years. Dent Traumatol, 19 : 262-265, 2003.
40) Chappuis V, von Arx T : Replantation of 45 avulsed permanent teeth : a 1-year follow-up study. Dent Traumatol, 21 : 289-296, 2005.
41) Andreasen JO, Bakland LK, Andreasen FM : Traumatic intrusion of permanent teeth. Part 2. A clinical study of the effect of preinjury and injury factors, such as sex, age, stage of root development, tooth location, and extent of injury including number of intruded teeth on 140 intruded permanent teeth. Dent Traumatol, 22 : 90-98, 2006.
42) Al-Badri S, Kinirons M, Cole BOI, Welbury RR : Factors affecting resorption in traumatically intruded permanent incisors in children. Dent Traumatol, 18 : 73-76, 2002.
43) Jorge KO, Oliveira Filho PM, Ferreira EF, Oliveira AC, Vale MP, Zarzar PM : Prevalence and association of dental injuries with socioeconomic conditions and alcohol/drug use in adolescents between 15 and 19 years of age. Dent Traumatol, 28 : 136-141, 2012.

索引

あ
アグリーダックリングステージ……53
亜脱臼……19, 93
アナフィラキシーショック……22
アペキシフィケーション……141, 146, 149
アペキソゲネーシス……18, 142
アンキローシス……130, 132, 148

い
一次付着ゾーン……78
医療面接……24, 31

え
永久歯の整復に関する基準……99
エックス線検査……28
エラストメリックチェーン……53, 107, 110, 118

お
オーバージェット……184
オーラルアプライアンス……164
温度診……27, 94

か
外傷歯治療のガイドライン……178
外部吸収……100
化学診……27
かかりつけ歯科医……173
拡大鏡……24
カスタムメイドタイプマウスガード……168
画像検査……28
学校歯科医……172
ガッタパーチャ・ポイント……119
カップリング現象……132
感染根管治療……102
完全脱臼……20, 117, 151
完全脱臼（乳歯）……121
陥入……20, 44, 96
陥入（乳歯）……100

く
楔応力検査……29
グラスアイオノマーセメント……71
クラック……28
クレンチング……178

こ
抗菌薬……31
後継永久歯……114
咬合検査……30
行動調整……161
咬反射……159
骨性癒着……185
骨置換性吸収……130
骨内時刻描記……147
固定……48
根管治療……135
混合歯列期……52
根尖閉鎖……149
コンポジットレジン……57, 71
コンポジットレジン修復……18
根未完成歯……60, 135

さ
再植……130
再萌出……102

し
歯科医師臨床研修……179
歯科用コーンビームCT……38
歯牙冷却用スプレー……27
歯冠歯根破折……18, 39, 69
歯冠破折……16, 56
歯冠破折（乳歯）……65
歯冠変色……113
止血シーネ……53
歯根吸収……131
歯根破折……18, 39
歯根破折（乳歯）……87
歯根膜……130, 147
歯根未完成歯……18, 149

自傷……164
視診……24, 32
歯髄壊死……95
歯髄腔狭窄……95
歯髄充血……95
歯髄診査……109
歯髄診断……94
歯髄電気診……26, 94
シーネ……53, 112
自閉症スペクトラム障害……164
シャーピー線維束……78
受傷原因……183
受傷年齢……180
上顎標準咬合法……36
触診……25
シリコンスプーン……159
シングルレイヤータイプ……169
身体的暴力……183
震盪……19, 92

す
水酸化カルシウム……119, 149
水酸化カルシウム製剤……72
垂直性歯根破折……81
垂直性歯根破折（乳歯）……89
水平性歯根破折……79
水平性歯根破折（乳歯）……87
スプーン噛み……158
スポーツ外傷……168, 182

せ
整復……99, 114
生物学的幅径……73
生理的固定法……48, 51

そ
象牙質……25
象牙質知覚過敏……70
側方脱臼……19, 40, 106, 114
側方脱臼（乳歯）……110

た
タオル噛み……159
打診……25, 32

脱臼……18, 131
脱落……20
脱落永久歯……130
単純性歯冠歯根破折……69
単純性歯冠破折……16, 56
単純性歯冠破折（乳歯）……65

ち
置換性吸収……185
知的能力障害……161
直接覆髄……68

て
挺出……20, 104
挺出性脱臼……41
転位……106, 110
てんかん……161
電気歯髄診断器……25
デンタルエックス線撮影……36

と
透照診……28
動揺度……32
動揺度検査……26
徒手抑制……161
トランジエント・アピカル・ブレイクダウン……34, 139

に
二次付着ゾーン……78

は
破折……16
抜髄……135
歯の外傷治療ガイドライン……60
歯の変色……95
パルスオキシメータ……33

ひ
被曝……39

ふ
ファイバー・コア……119
部位別受傷歯数……182

フェネストレーション……25
フェルール……72，78
複雑性歯冠歯根破折……69，72
複雑性歯冠破折……18，59，135
複雑性歯冠破折（乳歯）……67
不正咬合……184
ブラキシズム……178
プラークコントロール……86
フロアブルレジン……118

へ

平行法……36
変色……33

ほ

ボイルアンドバイトタイプマウスガード……169

ま

マイクロスコープ……24
埋入……20，96，100
マウスガード……168，184
マウスフォームドタイプマウスガード……168，169
マルチレイヤータイプ……169

む

無力唇……184

も

モデル・コア・カリキュラム……178

よ

養護教諭……174
幼若永久歯……18，140

ら

ラベリング……147

り

リバスクラリゼーション……136，138，142
リモデリング……133

れ

レストレイナー……161

ろ

露髄……16，18，68，69

数字・欧文

2等分法……36
AAE……141
CBCT……38，39
Down症候群……163
EBM……23
Kファイル……137
Millerの分類……32
MTA……135，142
ONDU法……48
SUDスプーン……159

【監修略歴】
北村 和夫（きたむら かずお）
- 1986年　日本歯科大学歯学部卒業
- 1990年　日本歯科大学大学院歯学研究科修了（歯学博士）
　　　　　日本歯科大学歯学部歯科保存学教室第1講座助手
- 1997年　日本歯科大学歯学部歯科保存学教室第1講座講師
- 2009年　日本歯科大学附属病院総合診療科准教授
- 2015年　日本歯科大学附属病院総合診療科教授
- 2016年　日本歯科大学附属病院研修部長

【編集略歴】
楊 秀慶（よう ひでのり）
- 1992年　日本歯科大学歯学部卒業
- 1997年　日本歯科大学大学院修了・博士（歯学）
　　　　　埼玉県立大学短期大学部非常勤講師（～2000年）
　　　　　日本歯科大学歯学部小児歯科学教室助手
- 2002年　日本大学松戸歯学部障害者歯科学講座併任講師
- 2004年　日本歯科大学歯学部小児・矯正歯科講師
- 2006年　日本歯科大学附属病院ハイリスク診療センター長併任

外傷歯のみかたと対応　　　ISBN978-4-263-44540-2
2018年12月10日　第1版第1刷発行

監　修　北村　和夫
編　集　楊　　秀慶
発行者　白石　泰夫
発行所　医歯薬出版株式会社

〒113-8612　東京都文京区本駒込1-7-10
TEL.（03）5395-7638（編集）・7630（販売）
FAX.（03）5395-7639（編集）・7633（販売）
https://www.ishiyaku.co.jp/
郵便振替番号 00190-5-13816

乱丁，落丁の際はお取り替えいたします　　　印刷・壮光舎印刷／製本・榎本製本
© Ishiyaku Publishers, Inc., 2018. Printed in Japan

本書の複製権・翻訳権・翻案権・上映権・譲渡権・貸与権・公衆送信権（送信可能化権を含む）・口述権は，医歯薬出版（株）が保有します．
本書を無断で複製する行為（コピー，スキャン，デジタルデータ化など）は，「私的使用のための複製」などの著作権法上の限られた例外を除き禁じられています．また私的使用に該当する場合であっても，請負業者等の第三者に依頼し上記の行為を行うことは違法となります．

JCOPY ＜出版者著作権管理機構 委託出版物＞
本書をコピーやスキャン等により複製される場合は，そのつど事前に出版者著作権管理機構（電話03-3513-6969，FAX 03-3513-6979，e-mail：info@jcopy.or.jp）の許諾を得てください．